KB149893

젊어진 머리, 젊어진 폐, 젊어진 심장으로

한창때의 내 몸이 된다!

한 팔 뒷짐 지고 걷는

모세걸음운동원리

Principles of Moses Wonder Walk

모세걸음운동원리

초판인쇄	2019년 10월 07일
초판발행	2019년 10월 11일

지은이	이우각
발행인	조현수
펴낸곳	도서출판 프로방스
마케팅	이동호
IT 마케팅	신성웅
디자인 디렉터	오종국 Design CREO

ADD	경기도 고양시 일산동구 백석2동 1301-2
	넥스빌오피스텔 704호
전화	031-925-5366~7
팩스	031-925-5368
이메일	provence70@naver.com
등록번호	제2016-000126호
등록	2016년 06월 23일
ISBN	979-11-6480-015-5 03510

정가 15,000원

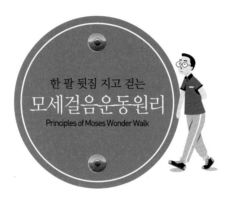

한 팔 뒷짐 지고 걷는

모세걸음운동원리
Principles of Moses Wonder Walk

지은이 이우각
(국제정치학박사 · 전문저술가 · 모세걸음운동 창시자)

프로방스

"나 자신을 위한 일생의 큰길입니다"

모세는 다 알다시피 이스라엘 민족을 해방시켜 젖과 꿀이 흐르는 약속의 땅을 되찾게 한 사람입니다. 성경에 의하면 그는 80세에 공인 생활, 지도자의 길에 나서서 120세에 생을 마감했습니다.

하나, 중요한 것은 그가 그 높은 나이에도 불구하고 마지막까지도 왕성하고 정정했다는 사실입니다. 시력도 멀쩡하고 기력도 전혀 쇠하지 않았습니다. 그래서 곰곰이 생각했습니다. '대체 무슨 까닭일까? 어떤 노력으로 그런 부러운 지경에 이를 수 있었을까?'

그런 궁금증 속에서 어느 날 우연히 고개를 끄덕이게 되었습니다.

'맞다. 이거다. 바로 이거야.' 그렇게 해서 모세걸음이 탄생하고 아울러 모세생명요가가 하나씩 결실을 보게 되었습니다.

한 팔을 교대로 뒷짐 지고 걷는 일. 어색하고 고되고 때로는 너무 힘들지만 그래도 참고 견디며 오래 하다 보면 마침내 자유로움을 누리게 됩니다. 자유로워진 어깨와 넓적다리가 몸에 힘을 더해주고 몸의 활력을 눈에 띄게 키워주고 높여줍니다.

평생 안 쓰고 못 쓰던 것들을 차츰차츰 부리게 되고 움직이게 되고 놀리게 됨으로써 쉬던 근육과 잠자던 신경망과 게으르던 힘줄을 하나, 둘씩 불러내게 되고 앞세우게 되었습니다. 평생 바보 같던 몸 뒤의 것들, 어깨 뒤의 것들, 허리 뒤의 것들을 내 것처럼 쓰고 내 몸처럼 부리게 된 것입니다.

맞습니다. 몸의 반쪽, 근육의 절반, 뼈마디의 많은 부분을 다시 살리고 다시 부려먹게 된 것입니다. 그래서 할 일이 늘고 운동량, 운동 효과 또한 몇 곱절로 더해지게 되었습니다. 맞습니다. 드디어 진정한 자유로움, 손쉬움을 얻게 되고 진정으로 힘차게, 굳세게, 자신감 넘치게 사는 길을 알게 되고 성큼 들어서게 되었습니다.

　기적입니다. 선물입니다. 스스로 몸을 놀려 건강한 나날, 빛으로 가득한 나날을 늘리고 더해가게 되었습니다. 조물주의 선물인 생명, 어버이의 선물인 몸을 더 잘 쓰고 더 알차게 채우게 되었습니다. 고마운 일입니다. 참으로 다행스럽고 대견한 일입니다. 폐 안 끼치고 남 부리거나 앞세우지 않고 순전히 혼자의 힘과 땀만으로 생명에 기적을 얹고 몸에 신기한 변화들을 덧입히게 되었습니다.

　모세를 비롯한 남녀노소 모두가 길고 긴 광야 생활 내내 모세걸음과 모세생명요가를 그치지 않고, 지치지 않고 꾸준히 이어갔기에 — 특별한 군사훈련 없이도, 굉장한 신무기가 없이도 약속된 땅에 거뜬히 들어설 수 있었고 언약의 대지 위에 반듯한 나라를 세울 수 있었습니다. 모세걸음은 모두를 용사로 만들었습니다. 모세생명요가는 모두를 기적의 전사로 변화시켰습니다. 모두가 모세걸음 덕분이고 모세생명요가 덕택이었습니다. 그 둘 때문에 해묵은 언약이 마침내 충족되고 그 둘로 인해서 두려움 대신에 믿음을 지니게 되고 망설임 대신 거침없는 행군과 막힘없는 전진을 이어갈 수 있었습니다.

뜻대로 움직이는 팔다리를 얕보지 못하게 다듬고 다졌는데 어떻게 약골이 되고 도망자, 패배자가 되겠습니까? 남녀노소 가릴 것 없이 매 순간 제 몸 하나를 담금질하고 제정신 하나를 채찍질했는데 어떻게 오래전의 약속을 의심하거나 망각할 수 있었겠습니까? 모세걸음은 팔다리를 창끝처럼 예리하게 갈아주고 모세생명요가는 온몸 구석구석을 늘 푸른 숲처럼 싱그럽게 지켜주었습니다. 한 마디로, 모두가 청년이고 청춘이었습니다. 그래서 용맹을 벗어나 기적을 낳고 목표를 웃돌아 거룩함에 이르게 되었습니다.

지금은 다들 아장걸음입니다. 걸음마 배울 때의 그 걸음 그대로 평생을 삽니다. 잘 살펴보십시오. 그저 뒤꿈치를 드는 정도, 그저 발바닥을 조금 떼놓는 정도로 손쉽게 걷고 게으르게 걷습니다. 힘이 채워지고 보태질 틈이 전혀 없습니다. 평소의 그저 그런 건강 정도에서 성큼 벗어나고 놀랍게 뛰어오를 가능성이나 희망이 전혀 없습니다. 요람에서 무덤으로 이어지는 아장걸음입니다. 출생 시기, 출생의 자리를 벗어나 먹고 사는 일에 매달리며 그저 배운 걸음마 하나만 줄기차게 이어가며 부지불식간에 황혼을 맞고 급기야 임종에 이릅니다. 그런 손쉬운 아장걸음, 비실걸음, 습관걸음, 틀에 박힌 걸음으로 어떻게 놀라워지고 눈부셔질 수 있겠습니까?

이제 신인류가 태어나야 합니다. 모세걸음으로 청년걸음, 성큼걸음, 쾅쾅걸음, 확확걸음이 생겨나야 하고 퍼져나가야 합니다. 씨앗은 떡잎을 정하고 떡잎은 성장과 결실을 예고합니다. 모세걸음 하나로 달라집니다. 모세생명요가 하나만 이어가도 새 삶, 새 사람, 새 길, 새 꿈, 새 비전이 얼마든지 가능합니다. 내 몸 하나를 잘 북돋우는 일입니다. 내 생명 하나를 선물로 여기고 은총으로 믿으며 기필코 기적을 낳고 신비스러운 체험을 이어갈 수 있습니다. 얼마든지 가능합니다. 결단과 결심, 결연함과 단호함만 이어가고 지켜 가면 됩니다. '봇물이 터질 듯한 아슬아슬한 분위기, 제방이 무너져 온 들을 다 휩쓸어버릴 듯한 다급한 형세' 라는 그 결(決) 자 하나만 제대로 배우고 제대로 채워나가면 됩니다.

나 자신을 위한 일생의 큰길입니다. 내 몸 하나를 위한 당연한 코스입니다. 내 생명 하나를 돕고 기르고 북돋우려는 지당한 과업, 피할 수 없는 과제입니다. 다투고 뒤섞이고 도토리 키 재기 식으로 매달리는 장터 소란, 씨름판 샅바 싸움, 줄다리기 시합의 이런저런 속임수와 반칙에서 확 벗어나 모세걸음만 끌어안고 모세생명요가만 품고 살면 됩니다. 그러면 자연스레 초인이 되고 신인류가 되고 그래서 요람에서 무덤까지의 그 외길, 외나무다리에서나마 한 줄기 빛을 찾아내 길다운 길을 걷고 삶다운 삶을 살고 꿈다운 꿈을 새기며 알찬 생애, 자랑스러운 일생을 지켜낼 수 있습니다.

2019년 초가을 문턱에서

지은이 이우각
(국제정치학박사, 전문저술가, 모세걸음운동 창시자)

Contents | 차례

"

내 몸 자유롭게 움직여 내 생명
더 지키고 내 목숨 더 빛내자는 것입니다.
그래서 귀한 선물 내려준 조물주 향해
화답하고 하나뿐인 생명 넘겨주고 이어준
어버이 향해 보답하자는 것입니다.

"

Chapter

01

당신의 젊음은 당신의
손안에 있다!

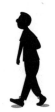

운동은
모든 동물의
특권이자
은총이고 선물,
보물이다.

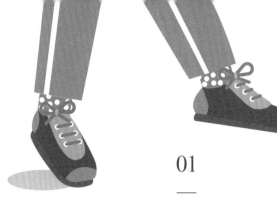

01

불가항력적(不可抗力的)인
생로병사(生老病死)

조물주는 모든 생명에게 초능력(superpower) 하나 정도는 주었습니다.

남극의 얼음 밑에 붙어사는 조류에서부터 온 바다를 제 차지로 아는 식물 플랑크톤과 동물 플랑크톤까지 조물주는 빠짐없이 고루 신비스러운 능력, 가공할 재주를 하나 이상씩 선물했습니다.

여건만 맞으면 어김없이 싹을 틔우고 빛을 향한 줄기와 흙 속 물기를 향한 뿌리가 함께 나서서 생명 기운을 북돋우는 식물군단을 살펴보세요.

여건이 되면 서둘러 번식 활동에 나서서 제 자손, 제 후손을 퍼뜨리려는 동물군단의 그 억세고 굳센 본능을 지켜보세요.

사람은 어떻습니까?

만물의 영장(the lords of the creation)이라는 말에 다 담겨있습니다.

초능력, 신비스러운 재주까지 모든 피조물 중 으뜸이고 제일이라는 뜻입니다. 본능이 되었건, 응용력, 적응력, 창조력, 돌파력이 되었건 모든 면에서 다른 피조물들을 월등히 앞서고 까마득히 따돌린다는 뜻입니다.

오장육부는 모든 동물이 엇비슷합니다. 자율신경계, 중추신경계에 의해서 좌우되고 지배됩니다. 모든 동물의 뛰어난 점들 대부분은 생명유지에 꼭 필요하기에 아예 DNA 설계도 속에 깊이 심어놓고 깊숙이 뿌리내리게 했습니다.

호랑이, 사자의 강한 이빨과 날카로운 발톱은 각각의 노력이나 경쟁으로 주어지고 심어진 것이 아닙니다. 코끼리의 긴 상아와 코뿔소의 무시무시한 뿔도 저희의 노력이 이룬 성과물이 절대 아닙니다.

생명유지에 필수적인 요소들인 심장박동이나 호흡이나 소화에서 배설까지의 전 과정 또한 DNA 설계도 속에 일찌감치 숨겨지고 심어졌습니다. 갓 태어난 어린 동물들이 몸이 마르자마자, 첫 번째 젖을 빨자마자 일어설 수 있고 걸을 수 있고 달리기까지 할 수 있는 것 또한 처음부터 어미처럼 골격과 근육을 갖추고 태어나고 처음부터 어미처럼 온전한 몸, 온전한 생명을 지니고 세상을 만나기에 가능합니다.

맞습니다.

갓 부화 된 새가 처음에 대한 대상을 어미로 새겨 모든 걸 맡기고 기댄 채 졸졸 뒤따르게 되는 것 또한 생명 지도 속에 이미 새겨지고 그려지고 숨겨진 것입니다. 모든 새끼 동물처럼 갓난아기나 젖먹이 또한 모든 걸 어미나 어른 손에 맡기고 기댄 채 백일을 지나고 돌을 맞아야만 어느 정도 눈치, 코치가 늘게 된다는 것 또한 생명 지도 속에 들어박힌 움직일 수 없는 사실이고 변경 불가능한 철칙입니다.

우리 몸을 보십시오.

생명유지에 꼭 필요한 심장박동과 호흡, 그로 인한 혈액순환과 신진대사(新陳代謝: 물질대사[物質代謝], 대사[代謝]; metabolism; 생명유지를 위해 생체 내에서 이루어지는 물질의 화학 변화; 생명체 내에서 진행되는 물질의 분해·합성과 관련된 화학 반응을 총칭하여 물질대사, 신진대사 또는 단순히 대사 라고도 한다. 생명체는 살아가기 위한 에너지를 환경으로부터 얻는다) 등은 모두 자기 뜻과 상관없이 우리 뇌와 척수 사이에서 자율적으로 이뤄집니다. 교감신경계와 부교감신경계 사이에서 자율적으로, 자연적으로 이뤄집니다. 소위, 자율신경계의 독자적인 일이고 자동적인 현상입니다. 그래서 우리 자신의 각오나 결심, 노력이나 경쟁심 등으로 달라지지 않습니다. 천부적인 일이고 태생적인 일이고 그래서 불가항력적인 일입니다.

하나, 우리 뜻대로 움직일 수 있는 눈동자 굴리기나 혀 놀리기나 목운동이나 팔다리 움직임, 손가락과 발가락 움직이기를 보십시오. 누군가는 그 하나를 힘써 늘리고 애써 높여서 올림픽 선수가 되기도 하고 프로 선수가 되기도 합니다. 나라를 대표하고 세상을 빛내고 그래서 스스로 영웅시되고 인류 전체로도 눈부신 발자취가 되곤 합니다.

운동은 모든 동물의 특권이자 은총이고 선물, 보물입니다. 포식자와 피식자는 달리기 하나로 먼지를 흩날리며 생사를 가릅니다. 맹수, 맹금은 제 재주, 제 노력, 제 특기 하나로 먹이를 구합니다. 먹이사슬의 밑에 놓인 것들 또한 제 재주, 제 특기, 제 노력 하나로 쉬운 먹이와 쉽지 않은 먹이 사이에서 제 운명을 정해야 하고 제 심지를 뽑아야 합니다.

우리 몸 중 흉곽(胸廓: rib cage)을 가득 채우고 있는 허파와 심장은 자율신경의 지배 아래 있습니다. 심장근육이나 박동은 어머니 뱃속에서 아주 일찌감치 만들어지고 시작되고 고정됩니다. 둘 다 성장단계를 따라서 변화하고 성장하지만 가장 중요한 것들, 가장 기본적인 것들은 어머니 뱃속에서 만들어지고 정해집니다. 초침처럼 바르르 떨며 톡탁거리고 재깍거리는 심장은 어머니 뱃속에서 시작된 리듬 그대로, 공식 그대로 세상 풍진을 견뎌야 하고 세상 파도를 헤쳐 나가야 합니다. 우리의 뜻과 상관없이 자율신경계에 의해 강약, 고저, 완급 등이 정해집니다. 허파는 어떻습니까? 우리 가슴 공간의 대부분을 채우고 있는 두 개의 허파 또한 우리 뜻대로 움직일 수 있는 근육(筋肉: muscle)이나 인대(靭帶: ligament)나 힘줄(건[腱]: tendon) 따위에 기대지 않습니다. 그저 갈비뼈의 오르내림과 횡격막(橫隔膜: 가로막; midriff, diaphragm)의 올리고 내리기에 기댈 뿐입니다. 우리의 뜻과 무관하게 자율신경계가 정교하게 다스리고 교묘하게 이끕니다.

궁핍하고 험난할 때는 건강 따위를 생각할 겨를이 없습니다. 하나, 의식주가 어느 정도 해결되고 이루고자 하는 대로 웬만큼 이루고 거두게 되면 그제야 건강을 챙기게 되고 돌아보게 됩니다. 우리의 뇌가 생존본능, 생존의 절박함에서 어느 정도 벗어났다는 산 증거일 수 있습니다. 뇌 공간, 뇌 활동에 어느 정도 공터가 생기고 숨 쉴 틈이 생겼다는 뜻이기도 합니다.

국민소득에 따라서 한 나라의 국민들이 엇비슷한 길을 걷게 됩니다. 격차가 심하고 거리가 멀어도 일단 나라라는 큰 공동체가 웬만큼 활기를 얻고 활개를 치게 되면 개개인도 덩달아 눈에 띄게 나아지고 달라집니다. 나만의 공간에서 드디어 나만의 시간으로 옮겨가고 나 나름의 둥지에서 벗어나 세상을 좀 더 알아가는 일, 내 삶을 좀 더 알차고 빛나게 하는 길에 대해서 탐구하게 되고 고심하게 됩니다. 자존 감, 자의식이기도 하고 너무 당연한 내면적인 욕망, 개인적인 소망이기도 합니다. 본능의 가닥, 본심의 갈래가 서서히 줄기를 늘리고 가짓수를 더해가는 것입니다.

우리는 이제 건강을 자기 자신의 본업으로 알아차리게 되고 나만의 소중한 목표로 삼게 되었습니다. 자율신경의 지배를 받는 오장육부마저도 결국은 내 뜻대로 움직이는 팔다리 운동 등으로 더 나아지고 몰라보게 달라질 수 있다는 사실을 여러 갈래로 알아차리게 되고 여러 곳에서 배우게 됩니다. 그래서 마침내 운동이 인생의 큰 목적이 되고 운동이 나만의 비밀스러운 투쟁, 가장 뜻깊은 활로, 가장 보람찬 탈출구, 해방구가 되는 것입니다.

하나, 모든 운동은 그저 '건강할 때 그 건강을 지키고 늘리는 일'에 불과합니다. 그 무슨 운동이 됐건 그저 '건강한 이의 더 건강해지려는 노력'에 불과합니다. 그래서 새해 벽두에는 다들 하나같이 운동에 나서지만, 작심삼일이나 한 철 반짝, 한 계절 돌발로 끝나기 십상입니다. 눈에 띄는 자랑거리도 안 나타나고 눈에 번쩍 띄는 영광스러운 그 무엇인가로도 표시되지 않습니다. 혼자 시작했기에 혼자 가만히 그만두고 조용히 잦아들면 그만입니다. 모든 운동이 대동소이합니다. 건강할 때의 각오이고 결심이기에 그 건강이 기적적으로 나아지거나 반대로 아주 위태롭게 되지 않으면 그저 개인사, 개인 의사로 끝나게 되고 그치게 됩니다. 건강에 대한 대단한 생각, 다급한 집념이 어느새 식고 사라진 것입니다. 그래서 하나같이 생로병사(生老病死)의 외길, 한길, 막다른 길에서 앓다가 기울고 시들시들해지다가 내리막길로 내닫게 되는 것입니다. 나이는 그저 숫자에 불과하다고 하면서도 그 말에 책임이라도 지려는 듯이 대동소이한 길, 엇비슷한 모습으로 빛의 길에서 어스름, 어둑어둑함, 어두컴컴함, 어슴푸레함을 맞게 되는 것입니다.

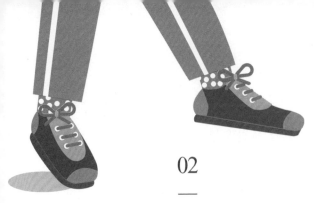

02

___

대중(mob, rabble)과 신인류

세상에는 'super ager'로 불리는 노익장(老益壯: vigorous old age)이 있습니다. 과거 같으면 꿈도 못 꿀 일이 흔히 생기고 있습니다. 말 그대로 나이를 잊고 사는 노인들입니다. 늙어가며 모든 걸 접고 마는 것이 아니라 되레 새 길, 새 삶, 새 꿈, 새 세상을 여는 것입니다. 이름하여 신인류이고 말 그대로 나이를 넘어선 초인들입니다. 백 세 이상 살겠다고 기염을 토하는 일이 흔합니다. 80대, 90대를 보통으로 여기는 일들이 상식이 되었습니다. 특별한 노력 없이도 노인성 질환을 벗어난 채 평생 걸어보지 못한 새로운 길, 평생 채워보지 못한 새로운 인생을 삽니다. 요가를 가르치고 육체미 운동(body building exercise)을 즐기고 노인 단거리 선수나 마라톤 선수로 뛰기도 합니다. 심지어 젊은이들과 어깨를 나란히 한 채 보란 듯이 철인경기를 즐기는 노인도 있습니다.

생로병사에 얽매인 일반 대중에서 생로봉사에 눈을 뜬 신인류가 필요합니다.

받들 봉(奉)은 섬긴다, 돕는다, 기른다는 좋은 의미를 듬뿍 안고 있습니다. 큰 대(大)와 방패 간(干), 열 십(十) 자, 봄 춘(春) 등이 엇섞인 글자입니다. 돕고 길러서 봄철을 맞게 하고 섬기고 북돋워서 방패처럼 굳세고 사람 인(人)에 한 일(一) 자를 더한 큰 대(大)처럼 늠름하고 의젓하게 한다는 의미입니다. 내 몸을 귀히 여겨 잘 북돋우며 조물주와 어버이 향해 크나큰 고마움을 표한다면 그보다 더 값진 일, 보람찬 일, 알찬 일, 빛나는 일이 또 어디 있겠습니까?

앞에서 말했듯이 모든 운동은 건강할 때 그 건강을 지키고 늘리고자 하는 것입니다. 하나, 당연히도 그 건강이 이런저런 이유, 원인으로 나빠지고 기울면 그 운동마저도 차츰 주저앉고 꼬리를 내리게 됩니다. 뛰던 이가 걷게 되고 걷던 이가 아장아장, 느릿느릿, 절룩절룩 걷게 됩니다. 그리고 급기야 걷기마저 어렵고 힘들게 되고 나중에는 지팡이 신세를 져야 합니다. 인공 관절 수술이 대안이지만 생로봉사의 그 기르고 돕고 북돋운다는 봉(奉) 자에는 한참 모자란 것입니다. 이미 낙엽이 되고 쭉정이가 되고 서리 내린 푸성귀 신세인데 무슨 수로 오르막길에 서고 무슨 꾀로 미끄럼틀 위의 힘든 몸을 다시 일으켜 세울 수 있겠습니까?

빠져나간 힘(strength, stamina, power, energy, vitality, vigorousness)을 되찾을 수 없으면 도도히 흐르는 강물 같은 세월, 봇물 터진 흙탕물 같은 쇠락의 길을 절대 못 막습니다. 흐르는 것은 때로 괴력이 됩니다. 화산 용암의 흐름이나 제방이 무너진 후의 사태나 산사태, 눈사태 등을 떠올리면 세월의 흐름에 따른 쇠락과 퇴행이 얼마나 집요하고 악착같고 불가항력(不可抗力)인가를 쉽게 알아차릴 수 있을 것입니다.

힘이 늘어나지 않으면 지키고자 하는 건강도 아무 소용이 없습니다. 온몸에 힘이 고루 퍼지고 가득 채워지지 못하면 구멍 난 배로 항해에 나서고 밑이 뚫린 물통으로 물을 나르는 일과 같습니다. 세월은 분명히 부정적이고 약탈적이고 강도 같은 측면이 있습니다. 10대, 20대, 30대, 40대, 50대, 60대, 70대, 80대, 90대를 생명의 배에 난 구멍의 크기로 생각해 봅시다. 각각의 구멍 크기를 쉽게 생각해서 그저 1cm, 2cm, 3cm, 4cm, 5cm, 6cm, 7cm, 8cm, 9cm라고 생각해 봅시다. 분명히 그럴 것입니다. 10대의 파릇파릇한 몸이고 싱그러운 기운이라도 지구 위 생명이면 필연적으로 마이너스가 생기고 지구

위 호흡이면 예외 없이 감가상각 같은 빼기를 이어가야 합니다. 환경, 여건, 처지, 상태, 조건 등에서 태생적인 한계도 있기 마련이고 공통적인 철칙도 끼어들게 마련일 것입니다.

인간!

만물의 영장이라고 하지만 실제로는 동물이기에 그 한계를 지니게 되고 피조물이기에 아무래도 허점, 불완전, 미완성투성이일 것입니다. 호흡이 지닌 문제점, 맥박이 지닌 취약점, 몸 자체가 지닌 온갖 한계 등을 무슨 수로 통쾌하게 벗어나고 말끔히 씻어버릴 수 있겠습니까? 생로병사라는 말에 이미 다 드러나 있습니다. 세월의 흐름이라는 고정변수에 벌써 다 새겨져 있고 감춰져 있습니다. 어디 그뿐입니까? 먹고 마시는 일, 그로 인한 체온유지와 기본요건 충족 이외에도 심리적, 정신적, 생리적 요인들이 줄줄이 끼어들고 차곡차곡 쌓입니다. 겉으로 드러난 약점들 이외에도 감춰지고 숨겨진 것들, 아직 다 드러나고 밝혀지지 않은 것들이 요지부동의 마이너스 요인으로 작용할 것입니다. 알 수 없는 것들, 말할 수 없는 것들, 알아차릴 수 없는 것들은 또 얼마나 대단하고 무시무시합니까?

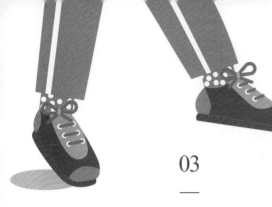

03
—

우리 몸의 숨겨진 비밀들

지구상 가장 거대동물인 고래는 이빨고래(toothed whale)와 수염고래(baleen[whalebone] whale)로 나뉩니다. 앞의 것은 이빨로 먹이를 사냥하여 통째로 삼킵니다. 뒤의 것은 위턱의 피부가 변하여 빗처럼 생긴 각질 판(baleen, whalebone)을 여과장치로 삼아 동물 플랑크톤이나 크릴새우 등을 바닷물과 함께 들이마셔 걸러 먹습니다. 이빨고래와 수염고래 모두 분기공이라는 콧구멍을 통해 허파로 호흡하지만 이빨고래는 분기공이 한 개이고 수염고래는 분기공이 두 개입니다. 수염고래는 이빨이 없는 대신에 분기공 하나를 덤으로 더 받아낸 셈입니다.

어쨌거나, 그 많은 고래를 단 두 종류로 간단히 나눌 수 있다니, 그 얼마나 편리하고 단순합니까? 뭐든 나누고 모으고 가려서 일목요연하게 해 놓게 되면 우리 뇌는 덥석 물게 마련이고 우리 기억은 꿀꺽 삼켜버리게 되어 있습니다. 그래서 그런 일을 해내는 이들을 우리는 전문가라고 하고 지식인이라고 합니다. 더 많이 알기에 믿고 따르고 더 잘 알기에 그림자마저 슬슬 피하며 조금 먼저 나서고 앞서가기를 극구 권하는 것입니다.

우리 몸은 단단한 것들(고체인 뼈들)과 부드러운 것들(살, 근육, 인대, 힘줄, 뇌, 척수, 혈관, 림프관, 피부 등)과 흐르는 것들(액체인 혈액, 림프액, 점액, 타액, 눈물, 늑막액, 복막액 등)로 이뤄져 있습니다. 다른 말로 하면, 고정된 것들과 유동적인 것들로 나뉠 수도 있습니다. 뼈대 위에 물렁물렁한 것들이 달라붙고 그 달라붙는 일을 질긴 것들, 야무진 것들이 따라나서서 도와준 것입니다. 그리고 그런 위에 온갖 액체들, 점액들, 물기들이 구석구석을 채우고 휘저으며 전체를 하나처럼 만들어 마침내 한 생명, 한 호흡, 한 목숨이 생겨나게 되었습니다.

알고 보면 꼭 건축물 같고 인공 구조물 같고 그 어떤 공작품, 수공예품 같습니다. 그래서 찬찬히 뜯어볼 수 있고 겉에서부터 깊은 속까지 하나씩 파헤쳐볼 수 있습니다. 해부가 가능하단 말입니다. 전체

설계도면이나 은밀한 내부모습을 일일이 다 그려내고 짐작할 수 있습니다. 한 생명이 수수께끼나 비밀이나 기적이 아니라 그저 단순한 해부대상, 연구대상이 된 것입니다. 그 결과 복잡 미묘한 수술, 치료는 물론이고 구석구석 살피며 더 좋은 쪽, 더 나은 쪽으로 이끌고 북돋울 수 있게 되었습니다.

어디 그뿐입니까? '좋아진다, 좋아질 수 있다, 나아진다, 나아질 수 있다.'는 믿음이 각자의 몫으로까지 나뉘고 갈라지며 이제는 건강과 장수가 각자 알아서 해도 되는 선택사항, 각자 알아서 해야 하는 당연지사, 각자 맡아야 하는 짐스러운 개인사처럼 되었습니다. 놀라운 변화입니다. 어쩌면 너무 당연하기도 하고 지나치게 고민스러운 부분이기도 합니다. 왜 그러냐고요? 각자 사정이 너무 다르고 형편이나 환경 등이 너무 들쭉날쭉한데 무슨 수로 홀로 떠맡고 어떻게 감히 독단으로, 사적으로 좌지우지한다는 겁니까? 지능, 학식, 분별력, 사고력, 이해력 등도 천차만별인데 누군가 다 맡아버리고 통째로 알아서 해결해주면 그 얼마나 고맙겠습니까? 그러면 같이 건강할 수 있고 함께 장수할 수 있을 것이 아닙니까?

어쨌거나, 단단한 것들은 더욱 굳세져야 하고 흐르는 것들은 빠르고 힘차야 합니다. 골격이라는 말, 근육이라는 말, 혈액, 림프액이라는 말 속에 이미 지향점이 다 들어있습니다. 말 그대로 골격이나 피부나 근육 등은 기본바탕이고 나머지는 심장박동과 호흡수에 맞춰서 쉼 없이 움직이고 끝없이 달려야 합니다. 뼈마저도 조혈기관인 골수(骨髓: 뼈속질, bone marrow)를 통해 — 혈액 세포들(적혈구, 백혈구, 혈소판 등)을 만들고 간(肝: liver), 비장(脾臟: spleen)과 함께 노화된 적혈구를 파괴하기도 합니다. 그리고 온몸의 근육들(특히 장딴지 근육이 허리 아래 심장 노릇을 단단히 해낸다.)은 심장을 도와 혈액순환, 림프액 순환 등을 돕습니다.

순환(巡還: circulation)!

아무리 강조해도 절대 지나치지 않습니다. 그 하나에 생명이 버티고 목숨이 이어지고 — 그래서 건강과 장수라는 두 마리 토끼가 순환이라는 한 개의 돌멩이, 한 번의 돌팔매로 몽땅 해결되는 것입니다.

순환은 돌고 도는 일입니다. 하나, 대자연의 순환과는 약간 다를 수도 있습니다. 아니, 어쩌면 전혀 다른지도 모릅니다. 작은 흐름이 큰 흐름으로 합쳐져서 결국 큰 호수나 너른 바다로 향하는 그 순환과는 전적으로 다를 수 있습니다. 철이 바뀌고 그 바뀌는 순서나 질서를 따라서 여타 모든 것들이 순응하고 적응하며 조화를 이뤄가는 대자연의 순환이나, 태어난 것은 반드시 죽는다는 생로병사의 그 엄숙

하고 엄연한 철칙과도 아주 다를 수 있습니다.

우리 몸 안에서 돌고 돌아야 합니다. 우리 몸의 맡은 부위 안에서 돌고 돌아야 합니다. 하나, 우리 몸 안의 모든 순환은 하나의 고유한 공식을 갖고 있습니다. 어느 정도의 속도, 어느 정도의 분량, 어느 정도의 성질로 돌고 돌지 못하면 — 반드시 부작용이 생기고 급기야 온갖 병폐, 갖가지 질환으로 이어집니다. 그러니 순환이 곧 생명 약동의 원천이고 생명 약진의 전제조건, 필수조건인 셈이지요.

불문가지(不問可知). 군이 왜냐고 묻지 않아도 됩니다. 심장박동 하나가 모든 핏줄, 모든 흐름을 이끌고 북돋우고 부추깁니다. 그 하나로 필요한 것과 불필요한 것, 품고 지닐 것과 내보내고 내버릴 것, 묵은 것과 새 것 등이 나뉘고 갈립니다. 두 개의 심방(心房: atrium), 두 개의 심실(心室: ventricle)로 나뉘어 일하는 심장은 허파의 산소공급, 허파의 탄산가스 배출과 직결되어 있습니다. 그래서 온몸을 돌고 돌아 귀환한 정맥혈류는 우심실을 통해서 일단 허파로 달려가야 합니다. 허파를 통해 탄산가스 등 나쁜 것들과 산소 등 좋은 것들을 맞바꾼 후 좌심방으로 재귀환해야 합니다. 그러면 좌심방에 이어진 좌심실이 큰 줄기의 동맥혈류로 통일시켜 온몸으로 출발하게 하고 온몸을 순환하게 합니다.

그래서 허파와 심장은 가장 중요한 공간인 흉곽(胸廓: 가슴우리, 가슴; thorax, thoracic cage, rib cage)을 독차지한 채 뇌와 척수의 중추신경 역할 다음으로 막중한 역할을 담당합니다.

흉곽은 흉부를 싸고 있는 뼈대입니다. 뒤쪽의 12쌍 흉추와 관절을 이룹니다. 앞쪽의 12쌍 흉골(胸骨: 복장뼈, 가슴뼈; sternum, sterna, breast bone)과 가슴 중앙에서 관절을 이룹니다. 아래로는 돔(dome) 또는 낙하산(parachute) 모양으로 복강(腹腔)과 흉강(胸腔)을 나누는 횡격막(橫隔膜: 가로막; diaphragm, midriff)이 있습니다.

흉곽은 흉추(척추의 한 부분), 갈비뼈(늑골, rib), 복장뼈(흉골, 가슴뼈)로 이뤄집니다. 흉곽 후면 정중앙의 12쌍 흉추는 각각 갈비뼈(늑골) 12쌍과 연골관절(갈비연골)로 연결됩니다. 이 갈비연골은 갈비뼈의 끝과 복장뼈(흉골, 가슴뼈) 사이를 잇는 구조물로써 두 뼈 사이의 압력을 분산합니다. 제8, 제9, 제10 갈비연골은 가슴 한가운데 위치한 복장뼈(흉골, 가슴뼈)와 결합하지만, 제11, 제12 늑골(갈비뼈)은 상위의 늑골(갈비뼈)보다 가로 길이가 짧아 복장뼈(흉골, 가슴뼈)와 만나지 못한 채 유리되어 있습니다. 이렇게 이루어진 흉곽(가슴우리) 안의 공간을 흉강(가슴안)이라 합니다. 여러 뼈로 이루어진 흉곽(가슴우리)은 정상 성인의 경우 좌우가 넓고 앞뒤는 좁은 채 위쪽보다 아래쪽이 좁은 형태입니다. 흉곽은 흉벽(胸壁: walls of the chest)을 통해 허파(폐), 심장 등 가

슴 내부의 장기를 보호하고, 흉강(가슴안)의 용적을 조절하여 호흡운
동이 일어나게 합니다. 흉곽(가슴우리)에는 가슴, 등, 팔, 목 등의 근육
이 달라붙습니다. 흉곽의 흉골(복장뼈, 가슴뼈) 모양에 따라서 새가슴이
나 오목가슴 같은 기형이 생기기도 합니다.

  어쨌거나, 건강을 위해 우리가 할 수 있고 해야 할 일은 바로 팔다
리를 활용한 운동일 텐데 웬만한 운동은 그저 '몸 좀 푼다. 몸 좀 놀
린다.'는 정도일 것입니다. 무슨 움직임이나 그 어떤 운동이나 일단
어느 정도의 효험은 있기 마련일 것입니다. 인공호흡기에 의존한 중
환자나 식물인간일지라도 최소한의 순환, 최소한의 호흡이 이뤄지기
에 그 정도로라도 버티고 그 정도로라도 생명임을 드러낼 수 있을 것
입니다. 그러니 정상인의 정상적인 몸놀림이나 팔다리를 앞세운 비
지땀 흘리기가 왜 효험이 미미하겠습니까? 그리고 그런 점에서 본다
면 집안에서 하는 모든 동작이나 집 밖에서 하는 모든 동작이 결국은
다 건강 지키기로 이어지고 건강 챙기기로 이어지는 셈입니다.

  하지만 다시 생각해 보십시오. 특별한 관심, 비상한 각오, 남다른
노력 등이 빠져 있으면 결코 나이에 맞는 체력 정도로 힘들고 나이를
짓누르고 가로막는 정도의 큰 효과는 거두기 어렵습니다. 자신의 체
력이나 건강이 확신할 수 없을 정도이거나 아니면 의심스러울 정도

라는 것을 운동이 뭔지, 체력이 뭔지, 건강이 뭔지 등을 아는 이라면 다 깨닫습니다.

중장비를 온종일 부린다고 체력이 중장비의 굉음, 괴력 정도에 맞먹게 됩니까? 재래시장에서 짐을 나르며 비지땀을 흘린다고 온몸 구석구석이 애쓰는 만큼, 고단한 만큼 놀랍도록 나아지고 아주 특별해집니까? 아닐 것입니다. 우리 몸의 생명 기능은 거의 다 자율신경의 지배 아래서 저절로 움직이고 자연스레 굴러갑니다. 팔다리처럼 우리의 의사로 되는 일이 아니라는 것입니다. 그래서 우리의 모든 노력과 집념이 그 자율적인 운동, 자율적인 체계를 돕고 기르고 북돋우는 방향이 아니면, 건강이나 체력이 생각처럼 잘 안 된다는 뜻입니다. 쉽게 말해서 노동 자체가 곧 건강 자체로 이어지지 않을 수 있고 비지땀, 피땀 자체가 우리 내면의 자율운동, 자율체계를 돕는 쪽으로 흐르지 않을 수 있다는 겁니다.

하나, 모세걸음은 좀 다릅니다. 한 팔을 뒷짐 지고 걷는 일. 그 궁극적인 목표는 생명요가 쪽입니다. 즉, 한 팔을 등 쪽에 최대한 높이 붙이고 걸음으로써 어깨 부분의 근육이 조금씩 늘어나게 됩니다. 오른손잡이의 경우에는 왼손, 왼팔이 아주 쉽습니다. 왼쪽 어깨가 덜 변형되고 그 주위의 근육이 덜 커졌기에 평생 중점적으로 사용한 오른팔, 오른쪽 어깨 부위에 비해서 한 팔 뒷짐 지고 걷는 일에서나 두 팔을 등 쪽에서 맞잡는 일이 더 수월하고 더 신속하다는 겁니다. 쉽게 말해서 모세걸음에서나 생명요가에서나 오른손잡이의 경우에는 왼팔이 더 쉽고, 반대로 왼손잡이의 경우에는 오른팔이 더 쉽다는 뜻입니다.

잘 모르던 일입니다. 다들 관심 밖이던 사실입니다. 하나, 모세걸음을 걷고 생명요가를 해보면 쉽게 알게 됩니다. 오른손잡이의 경우에는 오른편 어깨나 그 주변이 몰라보게 두텁고 크다는 것을. 그래서 한 팔 뒷짐 지고 걷는 일에서나 두 팔을 등 뒤에서 맞잡는 일에서나 고될 정도로 어렵고 답답할 정도로 더디다는 것을.

하지만 너무 당연한 일입니다. 아주 자연스러운 결과입니다. 평생 한 팔은 편히 쉽게 놓아두고 마치 외팔 신세라도 되는 듯이 한 팔로만 살고 한 팔로만 버틴 결과, 장애 아닌 장애를 지니게 되고 약골인 한 팔, 어색해서 좀처럼 부려먹을 수 없는 불완전한 한 팔을 지니게 된 것입니다. 참으로 우습고 한심한 일입니다. 하나, 왼손잡이, 오른손잡이라는 그 말이 상식이 된 것처럼 우리는 공통의 덫에 걸려든 것이고 공동의 올가미를 쓴 것입니다.

모세걸음으로 평생 외면하던 쪽을 되살릴 수 있습니다. 어렵긴 하지만 그래도 참을성 있게 지속하면 결국에는 두 팔 모두 모세걸음에서 자유로워지고 두 팔 모두 생명요가에서 자유로울 수 있습니다. 그렇게 놓고 보면 모세걸음은 결국 두 팔을 고루 쓰게 하고 두 어깨를 고루 자유롭게 해서 생명요가를 본격적으로 해낼 수 있도록 기초공사를 하는 셈이고 기본바탕을 마련해주는 셈입니다.

그렇습니다. 모세걸음은 쉬던 근육, 안 쓰던 근육을 되살려내는 일입니다. 그리고 생명요가는 그에 발맞춰 두 팔, 두 어깨의 자유는 물론이고 두 다리, 두 대퇴부의 활달함을 되찾고 늘리고 북돋우는 일입니다. 그 결과 흉곽 안의 주요장기인 허파와 심장을 돕고 그래서 우리 몸의 순환과 호흡을 더 능률적으로 끌어올리는 일입니다.

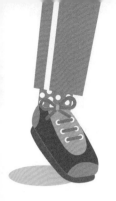

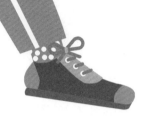

04
—

모세생명요가의 좋은 점들

미성년과 성년.

무슨 차이입니까? 그저 나이를 기준 삼아 똑 부러지게 나눈 겁니까? 천재, 수재는 미성년 때 이미 우수한 성인을 웃돌게 되고 보통의 성인들이 이룰 수 있는 것들을 단숨에 앞지르기도 하는데 대체 성년, 미성년의 그 기준, 그 차이, 그 나눔이 대체 무슨 가치, 무슨 의미입니까?

법적, 사회적, 인간적 책임량, 책임감 정도에서 나이로라도 나누고 갈라야만 그럭저럭 공동체가 굴러가기에 그렇게 나눈 겁니까? 물론, 다 압니다. 보통사람, 평범한 수준이라는 것이 애매하고 맹랑하고 괴상하지만, 그래도 그런 식의 분류작업, 분리작업이 있어야만 대다수가 그 보통이라는 말에 안심하게 되고 그 평범이라는 말에 안주하게 된다는 거지요? 그래요. 비범, 특별, 초월은 그저 극소수, 예외 정도로 남겨둬야만 대다수가 불안감을 덜 수 있고 불편함을 감추거나 낮출 수 있다는 거지요?

옳고 그름을 나눌 때는 성년, 미성년이나 정상, 비정상이나, 취중 유무 등을 따지는 일이 중요할 수 있습니다. 하나, 선악이나 윤리나 양심 같은 인간의 기본바탕, 인간성의 맨 밑바닥을 따질 때는 나이 하나로만 나누고 나이 하나로만 성숙, 미성숙과 완전, 불완전을 논하기 힘들 수도 있습니다.

예를 들어, 이타심, 희생심, 배려심 같은 것의 반대편인 이기심, 나 위주 생각, 나 하나만 제일, 최고로 치는 그 자기중심 주의를 봅시다. 테두리, 울타리, 경계선을 정하기 어려울 만큼 이기주의나 자기중심 주의 등도 무척 모호하고 난감하고 불가항력적인 부분이 많을 것입니다.

하지만, 분명한 것은 독립적인 사고방식과 이기적인 사고방식은 많이 다르다는 사실입니다. 그리고 독자적인 사고방식과 자기중심적인 사고방식 사이에도 분명히 큰 차이가 있을 것입니다. 자신을 생각하고 그래서 모든 일의 중심에 놓고자 하는 일은 어쩌면 아주 당연하고 자연스러운 생존본능이고 더 나아지고자 하는 바람직한 욕망일 수도 있습니다.

어쩌면 굳이 여러 말을 할 필요가 없을 수도 있습니다. 그저 사람을 대할 때나 도와줄 때, '스스로 뭔가를 이루고자 하는 욕망' 인지 아니면 '혼자만을 위해 다른 모든 걸 다 버리고 흩고 없애고자 하는 비뚤어진 욕구' 인지를 판가름하는 일이 가장 시급하고 제일 중요할 수 있습니다.

선인은 '나 하나를 살리고자 내 앞의 모든 걸림돌을 말끔히 치워 버리고자 하고' 악인은 '나 하나를 살리고자 내 앞의 모든 방해자, 경쟁자는 물론이고 애꿎은 구경꾼, 행인, 잠재적 훼방꾼마저 한꺼번에 없애고자 한다.' 는 말은 어떻습니까? 맞습니다. 선인은 '나를 호평하고 나에 대해 호감을 지닌 이들, 나를 도와주고 나를 북돋우는 이들' 은 물론이고 경쟁자, 방해자, 적대자까지 다 인정하고 수용하지만, 악인은 '혼자만의 판단, 혼자만의 셈법, 혼자만의 상상에 갇혀 세상의 모든 것들을 적대시하거나 잠재적인 적대세력 정도로 독단하고 오판하고 맹신하는 편' 일 수 있습니다.

어쨌거나, 모세걸음은 백 퍼센트 선한 쪽입니다.

스스로 노력하고 분발하여 귀한 생명을 더 북돋우려는 일. 일체의 폐 안 끼치고 일체의 불편, 불안, 희생, 시기, 질투, 의심, 미움 안 일으킨 채 백 퍼센트 혼자만의 노력으로 채우고 혼자만의 인내와 결행으로 완성하려는 것. 그런 일이 바로 모세걸음이고 그런 길이 곧 모세걸음입니다.

나의 생명, 나의 몸, 나의 목숨, 나의 호흡, 나의 심장박동, 나의 맥박 등에 최선을 다하자는 내면의 호소, 내면의 명령입니다. '생육하고 번성하라.'는 조물주의 지상명령에 화답하자는 겁니다. 우리 몸의 모든 주요 부분, 주요 기능이 모두 자율적으로 이뤄지기는 하지만, 그래도 내 의지대로 움직이는 팔다리를 앞세우고 근육, 인대, 힘줄 등을 최대한 끌어올려서 더 나은 상태, 더 좋은 바탕으로 만들자는 것입니다.

'육식동물이 더 대단하냐?, 초식동물이 더 대단하냐?' 단순히 생각하면 육식을 하는 쪽이 초목을 먹는 쪽보다 더 힘도 세고 더 장수할 것 같아도 대자연의 실상은 우리의 그런 짐작을 어설프고 어리석다고 합니다. 노력 차이나 환경 차이가 아닙니다. 어쩌면 아주 당연한 결과일 수도 있습니다. 75년 정도를 산다는 코끼리를 보십시오.

그 큰 덩치를 유지하려 거의 온종일 먹어대야 합니다. 심지어 무리 속의 늙은 암컷을 우두머리로 내세운 채 걷기에는 마실 물을 찾아 수백 km 이상을 걷고 또 걸어야 합니다. 먹을 것이 마땅치 않은 건기에는 아름드리나무를 통째로 다 씹어 삼켜야 합니다. 잡식동물인 곰과 달리 코끼리나 코뿔소나 하마나 기린이나 들소나 고릴라 같은 거대한 동물들은 죽으나 사나 오로지 초목만 먹어야 합니다. 쉽게 말해서 육식동물보다 초식동물 쪽에 오래 사는 것들이 많은 이유를 자세히 살펴보면 그 나름의 이유가 있다는 겁니다. 더 움직이고 더 부지런하고 더 비지땀을 흘리기에 조물주가 더 긴 목숨, 더 오래 버티는 몸뚱이를 주었을 수도 있다는 겁니다.

사람의 수명을 놓고 왈가왈부하지만 아무래도 타고난 바탕이나 주어진 여건 등이 아주 중요할 것입니다. 하나, 마음대로 부려먹을 수 있는 팔다리만 해도 써먹기에 따라서 누구는 올림픽 선수가 되거나 프로 선수가 되고 누구는 게을러터져서 아예 움직이는 것 자체를 고역스럽고 고통스럽게 여기기도 합니다. 그리고 다들 잘 압니다. 어떤 조상이 무슨 이유로 장수하고 어느 조상이 어떤 이유로 단명했는지를 다들 잘 압니다. 부지런 떨고 극성스럽게 움직인 이들이 더 건강하고 더 장수한다는 것은 콩나물, 숙주나물을 구분하듯이 다들 잘 압니다.

초목을 보십시오. 수백 년을 사는 나무들, 수천 년을 버티는 나무들. 아주 깊은 곳까지 뿌리를 내려 물을 모으기에 가능하고 가뭄에 대비해 물을 가두어두기에 가능합니다. 조금이라도 한눈을 팔거나 건너뛰거나 게으름피우면 순식간에 이런저런 악조건 속에서 고사하고 말 것입니다. 다 같은 생명입니다. 초목이나 우리나 조물주 눈으로 보면 다 같은 생명이고 대자연의 엄정한 기준으로 나눠도 그저 죽음 아니면 생명일 뿐입니다.

한 번 받은 선물입니다. 한 번 주어진 은총입니다. 피조물 각자 알아서 버티고 스스로 견디어야 합니다. 동굴 속의 석순과 종유석은 영겁의 세월을 버티며 석주로 재탄생합니다. 생명이 아닌 무생물조차도 그처럼 오랜 세월을 이겨내며 뭔가를 이뤄냅니다. 험준한 바위틈을 비집고 제 보금자리를 만든 나무들조차도 스스로 다 해결하고 인내하며 수백 년, 수천 년을 살아냅니다. 하물며, 만물의 영장인 사람을 두고 더 말해서 무엇하겠습니까? 최소한 탯줄을 달고 버티던 태아 시절, 세상을 처음 대하던 신생아 시절을 생각해서라도 심장박동처럼 부지런을 떨고 순간순간 허덕이는 핏줄과 피의 순환을 짐작해서라도 팔다리를 더 쓰고 모든 관절을 더 부려먹고 모든 인대, 힘줄, 근육을 더 열심히 당기고 끌고 늘려나가야 합니다.

대자연이 먼저 손짓하며 가리킵니다. 주변의 모든 것들이 먼저 나서서 가르칩니다. 생로병사로 다 통일되고 요람에서 무덤까지 이어진 그 외길, 외나무다리로 다 모인다는 것을. 사계절이 가르치고 건기, 우기가 가르칩니다. 평생 남의 주검만 대하고 타인의 죽음만 바라보는 초목이고 피조물이지만, 배운 이는 더 달라야 하고 깨달은 이는 뭔가 좀 나아져야 합니다. 근면, 성실, 인내 등은 언제나 통합니다. 더 부지런해야 한다, 더 나아져야 한다는 식의 구호나 표어는 어디서든 맞습니다.

물이 많고 적은 때를 보여주는 폭포는 우리에게 모든 건 다 때가 있고 그 때에 따라서 뭐든 달라진다는 것을 가르칩니다. 실개천이나 도랑물조차도 어떻게 해야 냇물이 되고 강물이 되고 호수가 되고 웅덩이가 되는지를 가르칩니다. 계절을 먼저 보여주고 날씨를 먼저 가리키는 그 많은 생명이 조물주를 대신하여 가르치고 대자연을 대표하여 가리킵니다.

모세걸음은 노력의 결실과 이어집니다. 모세생명요가는 모세걸음으로 얻고 늘리고 누린 것을 고스란히 이어서 더 나은 단계, 더 높은 차원으로 이어줍니다. 바로, 자유로움이고 쉬던 것들, 놀던 것들, 사라진 것들, 잃어버린 것들, 잊고 살던 것들을 되살리는 일이고 다시 얻어가는 일입니다. 맞습니다. 절반의 몸을 되살리고 절반 이상의 근육과 뼈마디와 그에 딸린 것들을 몽땅 되살려내는 일이고 다시 일으켜 세우는 일입니다.

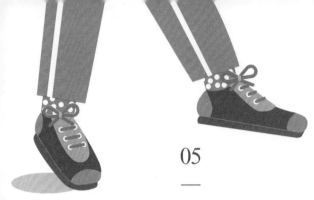

05

—

모세생명요가의 특징

자주 내리는 봄비와 가을비. 소나기, 장맛비의 그 거센 줄기.

우리는 그런저런 변화들이 바로 계절의 전령이고 귀빈이라는 것을 압니다. 초목이 먼저 일어섭니다. 풀꽃, 들꽃이 기다렸다는 듯이 따라 일어서고 세상 어디서나 흔히 볼 수 있는 무수한 잡초들이 또한 뒤질세라 서둘러 일어섭니다. 그리고 그에 발맞춰 논밭이 변하고 텃밭이 변하고 화단, 정원, 화분이 변합니다. 그러면서 또 한 철이 지나고 다른 철이 뒤따릅니다.

생명은 99%의 공통분모와 1%의 독자성, 차별성, 특수성을 지닙니다. 시작과 끝, 기승전결과 시시각각, 성장과 휴식과 노쇠 같은 생로병사의 철칙 등에서 모든 생명이나 무생물은 아주 자그마한 차이 정도만 허락받은 채 다 함께 따라나서야 하고 엇비슷하게 뒤따라야 합니다. 사람을 보십시오. 왕후장상이나 갑남을녀나 낮과 밤에 따라서 살고 남녀노소에 따라 지내야 하고 생로병사의 어김없는 순서를 지켜야 합니다. 나머지 1%의 색다름, 유별남에 기대서 뭔가를 꾸미고 어딘가를 헤매고 남모르는 사이에 부지런을 떱니다. 하지만, 굳이 철학자, 사상가, 도꾼이 아니라도 태어난 것은 사라지고 젊음 또한 한 순간이라는 것을 눈 감고도 알고 잠꼬대로도 듣습니다.

학교나 스승, 충고자나 인도자, 선각자나 예언가는 실로 즐비하고 흔하고 지천입니다. 동네 어디를 가나 같은 얘기를 합니다. 우물가 어디에서나 같은 수다를 떱니다. 한담, 담소, 잡담, 풍문은 모두 하나로 모입니다. 남은 자들의 이야기, 뒤에 남겨진 이들의 이야기, 순서를 따라 뒤따르는 이들의 이야기뿐입니다. 타인의 불행을 말하며 동정심을 드러냅니다. 타인의 죽음을 말하며 혀를 끌끌 찹니다. 타인의 악행을 말하며 화를 냅니다. 타인의 길흉화복을 말하며 공연히 흥분하고 시기하고 혹평합니다. 맞습니다. 우리는 모두 남겨진 자와 떠난 자 사이에 있습니다. 우리는 당한 자와 아직 안 당한 자 사이에 있습니다. 우리는 산 자와 죽은 자 사이에 있고, 순서 때문에 잠시 뒤처진 자와 순서 때문에 먼저 그림자를 거둔 자 사이에 있습니다.

허름한 임시 건물을 짓더라도 규격, 수치, 재질 등을 다 따져봐야 합니다. 헌 옷을 주섬주섬 챙겨서 작업복을 만들더라도 바느질이 갈 곳, 안 갈 곳 가려서 다 누벼야 하고 일일이 다 챙겨야 합니다. 종이 연, 종이비행기를 만들고 접더라도 일정한 공식을 안 따르면 기대감을 채우기는 고사하고 그저 실망감, 낭패감, 수치심, 불쾌감만 늘리게 됩니다. 하물며, 하나뿐인 생명이고 하나뿐인 몸인데 왜 철칙이 없고 왜 의무사항, 필수조건 등이 없겠습니까?

모세생명요가는 각자가 떠안은 과제를 풀자는 것입니다. 팔다리를 최대한 자유롭게 하고 온몸의 근육과 신경과 관절, 힘줄을 최대한 잘 사용하자는 것입니다. 내 몸이니 당연히 내가 해내야 하고 내 생명이니 당연히 내가 소중히 여겨야 맞습니다. 어깨관절과 넓적다리 관절은 최대한 자유롭게 사용하라고 생긴 것입니다. 구와관절(球窩關節)입니다. 공과 확, ball and socket, 절구공과 절구, 맷돌의 위아래 돌처럼 자유롭게 움직여야 합니다. 운동선수들처럼 자유롭게 쓰고 올림픽 선수처럼 극대화해야 합니다.

모세생명요가는 두 방향에서 노력하고 매진해야 합니다. 두 팔, 두 어깨를 자유롭게 하고 두 다리, 두 고관절을 자유롭게 해야 합니다. 진정으로 자유로우려면 곡예가 같고 서커스 단원 같아야 합니다.

무슨 말입니까? 제대로 된 두 팔 등 뒤로 맞잡기, 제대로 된 가부좌 틀기를 통해서 어깨관절을 구와관절의 장점 극대화로 이끌고, 제대로 맞잡은 등 뒤 두 팔, 두 어깨를 통해서 넓적다리와 넓적다리관절을 진정한 구와관절로 높여 나가야 합니다.

나이는 아무 상관이 없습니다. 살갗이 주기적으로 새 것으로 맞바꿔지듯이 뼈마디 또한 일정 간격을 두고 결국은 새 것으로 맞바꿔집니다. 그러니 나이 먹었다고 안 되고 늙었다고 삼갈 일이 전혀 없습니다. 우리 몸은 참으로 대견하고 신통해서 용불용설(用不用說: theory of use and disuse; 자주 사용하는 기관은 발달하고 사용하지 않는 기관은 퇴화한다는 진화 이론; 많이 사용하는 기관은 발달하여 다음 자손에게 전해진다는 내용으로, 후천적으로 얻은 형질이 유전되어 진화가 일어난다는 것; 라마르크는 1809년 자신의 저서 〈동물철학〉에서 생물이 진화하는 과정을 용불용설로 설명)에 걸맞을 정도로 일신우일신(日新又日新: 날마다 새로워지고 또 날마다 새로워진다는 뜻으로, 나날이 발전해야 함을 이름)하고 도약, 비약하며 놀랍게 변합니다.

누구나 됩니다. 시골 어르신도 나날이 단련하고 훈련하면 됩니다. 홀로 지내는 그 많은 남녀노소도 틈틈이 연습하고 차츰 높여 나가면 얼마든지 되고 언젠가는 됩니다. 다 같은 구와관절입니다. 다 같은 어깨관절이고 넓적다리관절입니다. 스승이 따로 있을 수 없습니다. 내 몸 자유롭게 움직여 내 생명 더 지키고 내 목숨 더 빛내자는 것입니다. 그래서 귀한 선물 내려준 조물주 향해 화답하고 하나뿐인 생명 넘겨주고 이어준 어버이 향해 보답하자는 것입니다.

다들 잘 압니다. 안 쓰던 근육 쓰고 어수룩하던 몸놀림 자유로워지면 확실히 좋아지고 나아진다는 사실을 다 잘 압니다. 하지만, 재주 피우고 기술 부리고 묘기 다투는 것은 마다합니다. 괜히 부스럼 만들 필요 없다고 여깁니다. 괜히 작은 탈을 큰 탈로 키우고 그럭저럭 살 수 있는 것을 긁어 부스럼 만들 필요 없다고 말합니다. 아기는 왜 걸음마를 배웁니까? 갓난아기는 왜 몸을 뒤집고 엉금엉금 기면서 더 나아지고 더 자유롭고자 그 고생, 그 고역을 마다하지 않습니까? 왜 우리는 아기의 걸음마를 보며 손뼉을 치고 소리를 지르며 좋아하고 기뻐합니까? 나아진다는 것, 좋아진다는 것은 누구나 반기고 즐깁니다. 하물며, 내 몸인데 왜 망설입니까? 내 생명이고 내 목숨이고 내 몸인데 왜 의심하고 불안해하며 구경꾼으로 머물고 지나치는 행인 정도로 그칩니까? 자유롭고자 애쓰는 것, 더 나아지고자 고생하는 것, 더 생명답고 호흡답고 목숨답고자 노력하는 것인데, 그 무슨 남녀노소 차이가 있고 빈부귀천 차별이 있습니까?

생긴 그대로 살자는 겁니다. 원래 자유롭게 지어진 구와관절이니 그에 맞게 라도 움직이고 그에 맞춰서라도 더 낫게 이끌어보자는 겁니다. 굳고 늙고 병까지 얻었더라도 쓰면 나아지고 더 쓰면 더 좋아집니다. 병원 문턱이 닳도록 드나들더라도 이를 악물고 노력하면 나아지고 ― 내 몸, 내 생명의 신비로움, 신통함, 대견함을 믿으면 가능합니다. 모든 생명, 모든 호흡, 모든 목숨은 타고난 것을 더 낫게 하면서 한세상 잘 버티고 한세상 거뜬히 마칩니다. 사람은 달라야 합니다. 다른 여타의 것들, 여타의 피조물들과 달라야 합니다. 더 많이 생각하고, 더 많이 누리고, 더 많이 배우고, 더 많이 지니고, 더 많이 보고 듣는 이상, 그에 맞춰서라도 더 노력하고 더 투쟁하고 더 최대화, 극대화를 위해 애써야 합니다.

"

모세걸음을 지속하다 보면 두 팔 모두
저절로 자유로워지고 그에 덩달아 두 어깨 모두
자연스레 자유로워져서 결국은 모세생명요가의
필수요건 채우기로 이어지게 마련입니다.

"

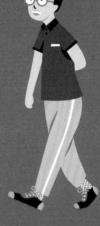

Chapter

02

———

당신의 젊음은
언제든 당신 곁을
떠날 수 있다!

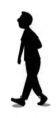

한 팔을
뒷짐 진다는 것.
단순한 일이
아닙니다.

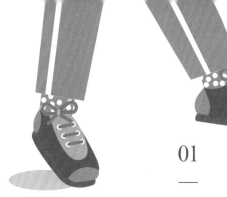

01

왜 humerus, femur인가?

구와관절(球窩關節: ball-and-socket joint: 뼈의 둥글게 생긴 끝이 다른 뼈의 움푹 파인 홈에 들어가 움직이는 관절의 일종으로 다른 어떤 관절보다도 자유롭게 움직일 수 있으며 구상관절[球狀關節]이라고도 함; 어깨나 대퇴관절에 가장 잘 발달되어 있는데 팔이나 다리를 여러 방향으로 흔들 수 있고 회전시킬 수도 있음)의 특성, 장점에 맞게라도 자유로워져야 맞습니다. 운동선수들처럼 완벽하게 사용하지는 못하더라도, 최소한 모세생명요가 정도는 해내고 이뤄내야 합니다.

현대문물을 보십시오. 통신수단이나 통신기기가 개개인의 것으로 변한 것이 과연 얼마만입니까? 그리고 휴대 가능한(mobile) 기기들을 통해서 이뤄지는 현대생활의 이로운 점들을 살펴보십시오. 인터넷망을 통해서 이뤄지는 세상사는 과거의 유통, 상업, 교환, 매매, 교류 등과는 전적으로 다릅니다. 천지개벽에 가깝습니다. 땅에 붙어야 가능하고 안전했던 것들이 공중 전파를 타고 무한대로 제 영역, 제 활약, 제 공헌, 제 가치를 확장하는 중입니다. 편리한 문명이기를 벗어나, 말 그대로 꿈, 환상, 상상, 공상 차원으로 넓혀지고 있습니다. 이제는 우주 시대마저도 국가독점에서 벗어나 민간차원, 민간기업 차원으로 변하고 있습니다. 개개인의 위력, 개개인의 잠재력, 개개인의 활약이 실로 가공할 지경, 기괴한 수준에 이른 것입니다.

모세생명요가 하나가 곧 만능열쇠일 수 있습니다. 각자의 노력으로 생명의 신비가 벗겨지고 생명의 기적이 늘어나고 생명다운 생명으로의 길이 더 넓혀질 수 있습니다. 팔다리를 맘껏 쓰고 그래서 안 쓰고 못 쓰던 관절의 숨은 부분, 근육의 잠자던 영역, 인대와 힘줄 등의 어수룩하던 구석 등이 서서히 기지개를 켜고 조금씩 온몸의 생명력으로 잇닿게 되면 — 개개인의 삶, 개개인의 생명은 간단한 운동 차원, 노력 차원을 넘어서서 진정한 신비, 진정한 기적으로까지 이어질 것입니다.

혈액순환만 평소보다 빨라져도 우리 몸 안에서는 무수한 것들이 나아지고 달라집니다. 혈관에서 저절로 새어 나온 것들이 실핏줄과 림프관 등의 협동과 연계로 신속히, 말끔히 정리되고 해결될 것입니다. 그리고 혈관 그 자체도 더 튼튼하고 질기게 변하여 — 온몸의 구석구석, 장기들의 구석구석, 신경망의 구석구석, 조혈기관의 구석구석, 우리 뇌의 구석구석, 우리 근육의 구석구석, 소화기관의 구석구석, 배설기관의 구석구석 등으로 좋아진 부분이 늘어나고 나아진 기능이 나눠질 것입니다.

신진대사(新陳代謝: metabolism), 물질대사(物質代謝) 혹은 그저 대사(代謝: ①renewal ②replacement of the old with the new ③undergoing metabolic change). 모든 생명에 해당합니다. 생명이면 당연히 생명유지를 위한 온갖 미묘하고 복잡한 변화들이 생체 내에서 일어나야 합니다. 만물의 영장인 덕분에 우리는 우리 몸 안의 이런저런 변화들을 불완전하게나마 대강 꿰고 있고 대충 알아차리고 있습니다. 쉽게 말해서, 신진대사는 생명유지의 기본이고 핵심입니다. 그 하나로 생명일 수 있고 생명다울 수 있습니다. 가장 중요한 체온유지, 체온변화에서부터 고등동물일 수 있는 여러 특징 또한 그 하나에서 얻어집니다. 만물의 영장일 수 있는 것도 그 하나에 매달린 우리 뇌의 신비로운 활동, 비밀스러운 활약 덕분입니다. 상상외로 복잡한 신경 활동 또한 그 하나에 전적으로 기댑니다. 모세걸음이나 모세생명요가 또한 당연히 그 하나에 백 퍼센트 잇닿아 있습니다.

우리는 흔히 신진대사, 물질대사, 대사활동 하면 그저 소화작용, 배설작용 등만 떠올리지만 사실은 우리 몸의 알파와 오메가일 수 있고 우리 생명의 처음이자 끝일 수 있습니다. 세포 내에서 일어나는 여러 반응인 중간대사(intermediary metabolism, intermediate metabolism), 세포 호흡에 의한 분해 활동과 에너지확보인 이화작용(異化作用: catabolism), 공급받은 에너지로 세포의 구성성분을 합성하는 동화작용(同化作用: anabolism) 등도 대사활동의 근간이고 핵심입니다. 우리가 먹고 마신 것들에서 필요한 것과 불필요한 것, 이로운 것과 해로운 것을 일일이 가려내서 서로 다르게 처리하고 해결하는 것도 모두 신진대사 덕분입니다. 한 마디로, 생명 활동을 유지하기 위해 생명체 내에서 끊임없이 일어나는 화학 반응이 단순히 말해서 신진대사이고 물질대사이고 대사입니다. '새로운 것들을 일렬로 늘어놓아 필요 여부, 해악 여부 등을 가려내는 일'이 곧 우리 몸의 대사활동입니다. 분해하고 합성하는 화학 반응 전체를 말합니다.

우리의 식생활이나 소화 기능은 식물의 광합성(光合成[photosynthesis]: 빛에너지를 이용하여 무기물을 유기물로 만드는 과정)과 유사합니다. 살아가기 위한 에너지를 주위 환경에서 얻어야 하는 것도 동식물이 엇비슷합니다. 하나, 엄밀히 말하면 조금 다릅니다. 식물은 빛에너지를 흡수해 광합성 작용으로 당(糖: glucose)을 직접 만든 후 호흡을 통해 분해하여 에너지를 얻습니다. 동물은 식물이나 다른 동물의 고분자 유기화합물을 섭취한 후 호흡을 통해 분해하여 에너지를 얻습니다. 분해할 물질을 직접 만드는 식물과 분해할 물질을 동식물에서 얻는 동물은 ― 호흡으로 분해하여 에너지를 얻는다는 점에서만 공통적입니다.

요약하자면, 우리 몸은 소화, 흡수과정을 거쳐 필요한 단순화합물을 얻습니다. 그리고 그 단순화합물은 복잡한 화학 반응을 거쳐 필요한 에너지가 된 후 세포 구성에 필요한 요소들을 합성, 조립하는 데 사용됩니다. 우리 체내에서 일어나는 유기화합물의 온갖 화학 반응과 그로 인한 에너지 변환을 신진대사, 물질대사, 대사 등으로 부릅니다. 그리고 에너지를 이용해 저분자 물질이 고분자물질로 합성되는 과정을 동화작용(同化作用: anabolism; 광합성, 단백질 합성 등이 동화작용의 예)이라 하고, 고분자물질이 저분자 물질로 분해되며 에너지가 방출되는 과정을 이화작용(異化作用: catabolism; 세포의 호흡이나 소화 등이 예)이라고 합니다. 즉, 합성되는 과정은 동화작용이고, 분해되며 에너지가 방출되는 과정은 이화작용입니다.

모세생명요가는 온몸의 자유로운 움직임을 극대화하여 자연히 온갖 순환과 갖가지 신경망, 그리고 소화, 흡수 같은 여타의 것들을 직간접으로 돕습니다. 온몸의 생명 기능, 생명현상을 원활하게 하고 신속하게 합니다. 그래서 지구를 몇 바퀴나 돌 수 있는 우리 몸의 비밀스러운 핏줄들을 눈부실 정도로 돕습니다.

골격으로 본 우리의 모습은 실험실의 표본처럼 너무 간단하고 허술합니다. 그 엉성한 골격만으로는 결코 온전해 보이지도 않고 매력적으로 다가오지도 않습니다. 그 위에, 그 구석구석에 살이 붙고 지방질이 채워지고 무수한 힘줄과 크고 작은 인대들이 얽어매 주고 한데 뭉쳐주고 그럴듯하게 묶고 조여 줘야만 비로소 사람답게 변하고 만물의 영장답게 보입니다.

하나, 크고 작은 핏줄들만으로 사람 형체를 만들면 사람의 외양과 아주 엇비슷하게 됩니다. 그 정도로 핏줄이 무수하고 무성합니다. 그러니 모세걸음으로 우람한 장딴지를 만들고 탄탄한 넓적다리를 만들면 자연히 허리 아래의 심장 역할, 심장 기능이 커지고 늘어나서 우리 몸 전체의 순환은 물론이고 우리 몸의 필수 에너지원인 소화, 흡수 같은 신진대사 또한 몰라보게 좋아지고 놀랍도록 나아집니다. 제몸 하나를 최대한 자유롭게 하여 건강도 챙기고 활력도 배가하고 나이는 먹어도 늘 힘찬 나날을 보장받자는 것이 모세걸음이고 모세생명요가입니다.

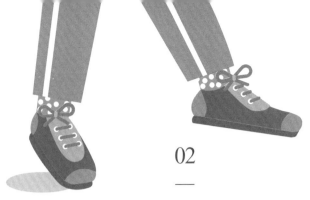

02
—
왜 모세걸음인가?

걸음 자체가 본래 신비로운 재주에 속했습니다. 동물 중에는 몇 걸음 걷는 것을 가끔 선보이는 수도 있었지만, 사람처럼 늘 걸을 수 있고 아예 '걷는 존재, 걸을 수 있는 유일한 존재'로 못 박힌 예는 일찍이 없었습니다.

하나, 우리 주위를 보십시오. 그리고 자신의 걷는 모습을 유심히 살펴보십시오. 하나같이 그저 습관적으로 걷고 무의식중에 걷습니다. 힘찬 걸음, 걸음다운 걸음은 그래서 군대식의 훈련 같은 특별한 과정을 거친 소수만이 해낼 수 있게 되었습니다.

부끄러운 일입니다. 걸음 자체가 바로 만물의 영장이라는 표식이고 훈장이고 자격증일 텐데 어쩌다가 오늘의 습관적인 걸음, 무의식적인 걸음으로 주저앉게 되었는지 모르겠습니다.

모세걸음이 대안이고 해답입니다. 천사의 걸음을 본뜬 것입니다. 첫 인간이 조물주 앞에서 선보인 그 걸음을 상상해낸 것입니다. '가장 바람직한 걸음, 가장 걸음다운 걸음'에 대한 궁금증과 아쉬움이 만들어낸 단순하지만 신비로운 변화를 가져다주는 참으로 고마운 걸음입니다.

기껏 한 팔을 뒷짐 지고 걷는 것에 불과한데도 그 효능, 그 결과물은 실로 놀랍습니다. 씩씩하고 힘차게 걷게 되는 것은 기본입니다. 평생 산을 오르고 긴 세월 짐을 지고 층계를 오르내린 이들이나 지닐 수 있는 튼실한 장딴지, 탄탄한 허벅지를 지니게 되는 것은 물론이고, 시간이 지남에 따라 더욱 놀라워지고 세월이 흐름에 따라 몰라볼 정도로 달라진다는 사실입니다.

핏줄로 그려낸 사람의 몸.
200여 개 남짓한 뼈들로 그려낸 사람의 모습과는 전적으로 다릅니다. 뼈대에는 살을 붙이고 힘줄을 그려 넣어야 비로소 사람 형체가 되지만, 핏줄은 그 자체만으로도 충분히 사람 형체를 그려내고 사람의 온전한 모습을 지어냅니다. 그 정도로 핏줄이 고루 퍼져 있고 온몸의 구석구석, 온몸의 겉과 속을 철저하고 완벽하게 감싸고 있고 꿰뚫고 있다는 뜻입니다.

한데, 참으로 신기하게도 그 모든 핏줄은 온몸을 휘감은 근육들의 호응운동, 협동운동, 상부상조운동, 동시적이고 전체적이고 자발적인 운동에 의해 든든하게 뒷받침된다는 사실입니다. 맞습니다. 신기하게도 우리의 장딴지는 허리 아래 놓인 심장이기라도 한 듯이, 하반신을 떠맡은 심장의 분신이기라도 한 듯이 — 쉼 없는 심장박동에 맞춰 움찔거리고 꿈틀거리며 혈액순환이 완전하도록, 신속하도록, 철저하도록 돕습니다.

그러니 모세걸음은 그 장딴지의 심장 분신역할을 돕는 것은 물론이고 온몸의 혈액순환을 도와 건강하도록 돕고 장수하도록 뒷받침하는 셈입니다. 한 팔을 뒷짐 진다는 것. 단순한 일이 아닙니다. 등 뒤에 고정된 팔이 지속해서 흉곽을 자극하고 횡격막을 자극하여 결국은 더 나은 허파, 더 나은 심장이 되도록 돕는 것입니다. 맞습니다. 모세 걸음만 걸어도 호흡 능력이 나아지고 심장 기능이 좋아집니다. 저절로 힘찬 걸음, 걸음다운 걸음, 첫 인간의 그 의젓하고 늠름한 걸음을 닮아가게 됩니다. 맞습니다. 수호천사들의 그 꼿꼿하고 기운찬 걸음이 모세걸음 하나로 이어지고 모세걸음 하나에 모인 것입니다.

　모든 생명은 신비롭습니다. 이름 모를 풀잎이나 들꽃 하나도 대자연의 품 안에 있고 조물주의 손 안에 있습니다. 하물며, 사람의 생명에 있어서야, 더 말해서 무엇하겠습니까? 대자연의 편애, 조물주의 특별관심은 아마도 불문가지이고 너무 당연한 일일 것입니다.

　모세걸음 하나로 우리 생명의 진가(眞價)를 맘껏 드러낼 수 있습니다. 모세걸음만 반복하고 지속하면 평생 건강은 물론이고 남다른 자존감, 놀라운 자신감이 끝없이 샘솟아 — 눈부신 존재로 거듭나게 되고 빛나는 삶으로 꽃피게 될 것입니다. 그 하나로 가능할까? 누구나 처음에는 고개를 갸우뚱하게 될 것입니다. 하나, 한두 달 지속하고 한두 철 채우다 보면 저절로 깨닫게 되고 당연히 확인하게 될 것입니다. 놀랍습니다. 멀리만 보이던 남다른 건강, 아득하게만 다가오던 건강한 나날이 한순간에 다가오고 일시에 얻어질 것입니다. 한 팔을 뒷짐 지는 수고에 비하면 너무 놀랍고 돌연한 변화입니다. 좀 어색하고 계면쩍더라도 눈 딱 감고 추종하고 순종하면 그 효능, 그 결과물은 실로 하늘의 기적 같고 하늘의 은총 같을 것입니다.

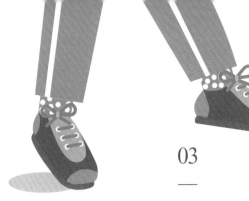

03
—
흉곽(rib cage)과 횡격막(가로막)
건강의 중요성

건강과 수명.

기대 건강과 기대수명.

하나, 사람보다 훨씬 더 건강하게 살고 더 오래 사는 생물들이 허다합니다. 만물의 영장이라는 사람의 위상과 너무 동떨어진 현실이고 사실입니다. 벽 하나 없이 홀로 서서 사방팔방의 바람을 다 맞아야 하는 나무들도 수백 년을 삽니다. 얼음장 같은 바다 속에서 그 어마어마한 수압을 견디며 사는 데도 수백 년을 거뜬히 넘기는 어류들, 바다생물들이 허다합니다. 유럽 메기는 80년을 버티고 우리 강토 어디에서나 눈에 띄는 남생이(민물거북) 또한 백 년을 훌쩍 넘긴답니다.

사람은 그저 생각만 많고 욕망만 크지, 실제로는 건강 면에서나 수명 면에서 참으로 보잘것없습니다. 사람이 만물의 영장답다고 볼수 있는 부분은 그저 남의 주검을 가벼이 안 보고 최소한의 예의는 물론이고 최소한의 배려까지 곁들여 성심성의껏 마무리해 주는 것 그 하나일 것입니다. 건강이나 수명에서는 한참 뒤지지만, 사람값 다 하려는 노력이나 표시만큼은 실로 가상할 정도, 대견할 정도입니다.

다시 강조하지만, 사람의 오장육부는 모두 저절로 운영되고 작동 됩니다. 우리 각자의 뜻과는 무관합니다. 그리고 그 깊은 비밀마저도 아직은 상당 부분 베일에 싸여 있고 두꺼운 커튼에 가려져 있습니다. 과학이니 의학이니 첨단이니 하지만, 아직도 못 다 살피고 못다 캔 것들이 산적해 있습니다.

하나, 한 가지 분명하고 확실한 것이 있습니다. 팔다리를 움직여 오장육부가 맡은 일들을 간접적으로 돕고 우회적으로 북돋우자는 다 짐들이나 당부들은 온갖 통로, 온갖 경로를 통해서 자자손손 잘 이어 지고 있고 남녀노소 두루 다 얽어매고 있습니다. 맞습니다. 뜻대로 움직일 수 있고 다짐대로 해낼 수 있는 일부터 하나씩 이어가고 한둘 씩 채워나가면 됩니다.

가장 우선시해야 할 대상은 흉곽과 횡격막입니다. 흉곽은 가장 중요한 장기들인 허파와 심장을 보호하고 있습니다. 그리고 횡격막과 더불어 흉곽 또한 호흡운동과 직결됩니다. 흉곽을 지탱하고 있는 늑골(갈비뼈)이 위아래로 움직이고 그에 따라서 횡격막이 상하운동으로 협동함으로써 호흡운동이 이어지고 있습니다.

모세걸음은 흉곽을 자극하여 호흡운동을 돕고 횡격막을 도와 호흡운동을 더 좋게, 더 낫게, 더 쉽게 하자는 것입니다. 모세생명요가는 두 팔과 두 다리, 두 어깨관절과 두 고관절 등을 자유롭게 움직여 순환 운동을 도와주고 북돋아 줌으로써 호흡운동까지도 곁들여 챙기자는 것입니다. 우리 몸은 모든 부분, 모든 부문이 각각의 이름을 지니고 있지만, 실제로는 하나처럼 움직여야 하고 하나로 통일되어야 합니다. 생명현상은 모든 생명 기능의 총합이고 통일입니다.

맞습니다. 허파가 제대로 일하고 심장이 그에 맞춰 별 탈 없이 이어가 주면 최소한의 생명현상, 생명 기능은 보장되는 것입니다. 호흡과 순환. 그 둘이 바로 우리 몸을 지탱해주는 두 바퀴이고 두 축입니다. 그렇다면 무슨 수로 그 둘을 도와줄 수 있겠습니까? 먹고 마시는 일로 다 해결됩니까? 첨단 찾고 이런저런 보장책 따지면 만능약이나 불로초(不老草)가 구해지고 그래서 각자의 손에까지 와 닿게 됩니까?

가만히 생각해 보십시오. 무슨 먹거리, 어떤 운동이 호흡운동, 순환운동과 직결되어 우리 몸의 건강을 배가시켜주고 매일의 단조로움에서 벗어나 더 멋진 내일을 바랄 수 있게 해 주겠습니까? 일단 시작해 보십시오. 모세걸음은 금방 바꿔주고 손쉽게 끌어 올려 줍니다. 모세생명요가는 분명히 큰 변화를 가져올 것입니다. 먹고 사는 일 이외에 순간순간 할 일이 있고 매일 매달려야 할 것이 있다는 사실, 그 하나만으로도 생각이 달라지고 생활이 고쳐집니다.

맞습니다. 모세걸음은 분명 새로운 도전입니다. 방법은 간단해도 그 효과가 크기에 처음에는 누구나 해묵은 버릇과 싸우게 됩니다. 즉, 습관적인 걸음걸이로 평생을 채웠기에 새삼스레 모세걸음으로 다시 시작하고 다시 이어간다는 일이 그렇게 간단하지 않을 수도 있습니다. 왼손잡이, 오른손잡이가 평생의 고집과 이어지고 일생의 습관과 맞닿아 있듯이 안 쓰던 근육과 골절, 쉬던 힘줄과 인대를 뜬금없이 다시 불러내고 다시 부려먹는다는 것이 말처럼 그렇게 간단하고 용이하지 않을 수도 있습니다.

하나, 잘 생각해 보십시오. 사람들이 매일 살아가는 모양새를 가만히 살펴보십시오. 해롭다고 다 말하고 하면 안 된다고 나라가 나서서 말하고 가족이 앞장서서 말려도 다들 고집스레 버티고 습관처럼 되풀이하는 일들이 그 얼마나 많습니까? 목소리 크기 조절 하나, 라디오나 TV 음량 조절 하나, 운전습관 하나, 출퇴근 지키는 규칙성 하나 — 우리는 그 하나하나에서 마저 너무 쉽게 허물어지고 너무 빨리 버렸던 것을 되잡습니다. 중독이면서도 중독이 결코 아니라고 생각합니다. 알코올, 니코틴, 카페인, 설탕, 소금 등도 우리를 시험하고 교란하는 것들입니다. 인터넷이나 휴대폰에 쏟아붓는 헛된 것들은 또 얼마나 많습니까? 지독할 만큼 습관적이고 딱할 정도로 비생산적, 비효율적입니다.

잘 생각해 보십시오. 다들 원하는 건강이 아닙니까? 다들 바라는 남다른 활력과 기적 같은 생명력 아닙니까? 하던 운동도 이제는 모세걸음 하나로 모아야 합니다. 궁리하고 망설이고 셈만 하던 상태에서 이제는 서둘러 모세생명요가 쪽으로 기울어져야 합니다. 그 두 가지가 희망입니다. 호흡과 순환 — 그 둘만 북돋우고 끌어올릴 수만 있다면, 건강한 나날, 힘찬 매일의 삶은 거뜬히 이뤄집니다. 매일 나아지기에, 나날이 좋아지기에 — 지치거나 그만두지 않고 기대와 희망에 부풀어서 지속할 수 있습니다. 그래서 바라던 건강과 활력, 남다른 면역력과 생명력을 손쉽게 거머쥘 수 있습니다.

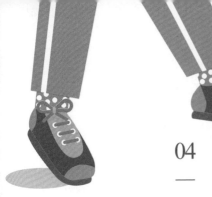

04

—

종아리(장딴지: calf, calves)의 중요성

　　　동물만 신비한 것이 아닙니다. 식물의 신비함은 어쩌면 동물 이상일 수 있습니다. 깊이 숨어서 혼자 자라는 식물들이 그 얼마나 많겠습니까? 동물은 이리저리 돌아다니기라도 하니 눈에 띌 수 있고, 먹이 사냥이나 찾아 헤매기 등으로 자취를 남길 수 있지만, 식물은 어디서든 굳게 제 자리를 지키기에 쉽게 찾아내기 어려울 것입니다.

　　흔한 대나무도 꽃을 피우기 무섭게 시커멓게 변하며 금방 죽고 맙니다. 그리고 그 꽃 하나 피우는데도 자그마치 60년, 120년이 걸린다고 하지 않습니까? 그러니 흔한 대나무라고 해도 막상 꽃을 구경한 이들이나 세대는 그리 흔하지 않을 것입니다. 세월 하나만 놓고 따져도 — 사람이 감히 넘보지 못할 것들, 쉽게 얕잡아볼 수 없는 것들이 식물 쪽에 아주 많습니다. 식물의 신비스러움이 어디 그뿐입니까? 먹이사슬의 맨 밑이기에 어떤 동물, 어떤 생물이든 일단 식물에 기대서 살아야 하고 식물 덕분에 생명을 이어 갑니다.

그래서 초목으로 가득한 숲을 두고 세상의 허파, 생명의 보금자리라고 합니다. 숨을 쉬는 모든 것들은 숲의 고마움을 알아야 하고, 생명을 지닌 모든 것들은 숲을 영원한 둥지로 여겨야 한다는 뜻입니다. 맞습니다. 우리 몸의 호흡과 순환은 세상의 모든 초목과 이어진 보이지 않는 매듭을 지니고 있습니다. 우리 몸의 허파와 심장은 세상의 모든 숲과 맞닿은 알 수 없는 연결고리를 갖고 있습니다.

한 번 생각해 봅시다. 집착과 애착. 집념과 아집. 중독과 함몰. 어쩌면 모든 건 그저 고집, 습관이나 참을성, 끈기 같은 것으로 불리고 이어질 수도 있습니다. 무슨 말이냐고요? 인간은 누구나 이래저래 매달릴 것, 붙들 것, 따를 것, 바랄 것 등을 갖추고 지니고 찾게 마련인데, 그 대상이 무엇이냐는 순전히 개개인의 우연한 발견과 우연한 선택 등에 달려 있을 수 있다는 말입니다. 하나, 분별력, 판별력 등만 어느 정도 무르익고 갖춰지면, 스스로 개선하고 수정하여 더 이로운 길, 더 바람직한 쪽으로 얼마든지 고쳐나갈 수 있습니다. 그래서 만물의 영장이고 그래서 '기회는 누구에게나 고르게 주어져 있고 고르게 퍼져 있다.'고 말할 수 있는 것입니다.

이왕 집착할 바에는 평생 이어갈 것에 매달려야 합니다. 이왕 집념 하나로 달려들 바에는 평생 도약하고 비약할 그런 것들에 스스로를 단단히 묶어놓고 못 박아 둬야 합니다. 무엇이겠습니까? 건강이라고 말하면 너무 모호하고 흐릿합니다. 진정으로 필요한 것이라고 말해도 너무 애매합니다. 차라리, 모세걸음이 지향하는 것처럼 — 호흡과 순환을 좋게 해서 건강 정도를 비약적으로 좋게 하겠다는 식이면 더 낫습니다. 차라리, 모세생명요가가 약속하는 것처럼 — 평생 잊고 지내던 우리 몸의 구석구석을 되살려내고 다시 눈뜨게 해서 남다른 순환체계를 갖추고 그래서 더욱더 힘찬 나날이 되게 하겠다고 하는 것이 낫습니다.

모세걸음 하나면 다 해결됩니다.

건강을 지키려는 모든 운동은 그저 심장박동을 힘들게 하고 허파의 호흡운동과 횡격막의 호흡운동 돕기를 최대한 힘겹게 하여 비지땀을 흘리려는 안간힘, 고된 끈기에 불과합니다. 맞습니다. 그저 스스로 만드는 즉석 한증막의 하나이고, 오랜만에 뽐내보는 한바탕 용씀이고, 우격다짐 식으로 한 번 해보는 모처럼의 힘겨루기일 뿐입니다. 하나, 모세걸음은 그저 평소의 걷기를 조금 더 업그레이드시키고 평범한 걸음걸이에 단순히 한 팔 뒷짐 지고 걷기를 덧붙여보는 정도입니다. 그래서 자연히 심장 친화적이고 허파 친화적입니다.

모세걸음을 지속하다 보면 두 팔 모두 저절로 자유로워지고 그에 덩달아 두 어깨 모두 자연스레 자유로워져서 결국은 모세생명요가의 필수요건 채우기로 이어지게 마련입니다. 두 팔을 등 뒤로 맞잡아 허리를 최대한 펴고 흉곽을 지속적으로 자극하여 호흡과 순환을 돕는 일. 모세생명요가의 핵심이자 모세걸음의 기본입니다.

그렇게 되면, 우리 뇌 또한 그에 발맞춰 부지런히 움직여야 합니다. 새로운 걸음걸이, 새로운 몸놀림에 기민하게 적응하고 때로는 리드하며 우리 두뇌활동 또한 몰라보게 나아지고 직감할 정도로 확연히 달라집니다. 두뇌가 그 얼마나 중요합니까? 그 하나로 생명운동이 이어지고 생명현상이 지켜지는 것입니다. 무게로 해도 미미하고 부피로 해도 그저 그런 정도이지만, 우리의 뇌는 모든 생명현상, 생명 기능의 사령탑이자 컨트롤 타워입니다. 비좁은 공항 활주로, 번잡한 하늘길이 안전할 수 있고 원활할 수 있는 것이 자그마한 관제탑의 관제 기능에 달려 있듯이 우리 뇌 또한 우리 몸의 관제탑이고 관제 기능입니다. 모세걸음, 모세생명요가는 알게 모르게 바로 그 우리 뇌의 그런 막중한 책임, 혁혁한 노력을 돕고 북돋우고 지속해서 향상, 발전, 도약시킵니다.

우람한 장딴지나 튼튼해진 허벅지, 그리고 그에 발맞춰 힘 세지고 억세진 하반신은 그저 눈에 띄는 변화일뿐입니다. 눈에 안 보이는 무수한 향상과 발전이 우리 몸에 차곡차곡 쌓이게 마련입니다. 그리고 그에 덩달아 우리 뇌의 구석구석에 파묻힌 비밀스러운 기능과 역할 등이 몰라보게 나아질 것입니다. 무슨 퇴행이고 노쇠현상입니까? 무슨 병치레이고 그 어떤 불안감입니까? 모세걸음과 모세생명요가만 곁들이고 평생 이어가면 모든 기대, 모든 희망, 모든 욕망이 채워지는 것은 물론이고, 눈에 안 보이는 무수한 장점들, 이익들, 기적들, 선물들이 줄지어 뒤따라오게 마련입니다.

결코 헛소리가 아닙니다. 괜한 신소리나 허풍이 결코 아닙니다. 우리 주위의 그 무수한 이상한 광고나 선동이나 선전 등과는 전적으로 다릅니다. 여타의 모든 운동처럼 괜한 경쟁, 괜한 허비 등은 물론이고, 쓸데없는 괴로움이나 소란스러움이 절대 없습니다. 그저 매일 모세걸음을 걷고 그저 틈틈이 모세생명요가의 기본인 두 어깨 자유롭게 하기, 두 다리 자유롭게 쓰기에 애를 쓰고 정성을 들이면 됩니다. 내 몸 내가 하는 일입니다. 내 몸에 내가 좋은 것을 덧붙이고 내가 내 일상에 바람직한 일들을 곁들이는 일입니다. 그 두 가지 일들로 모든 일의 주인이고 중심인 '나'와 '내 몸, 내 생명'은 당연히 진정한 주인의 자리로 옮겨지고 — 참다운 삶, 보다 나은 삶에 눈을 뜬 알차고 속 찬 삶의 길로 들어서는 것입니다.

모세걸음을 줄기차게 걸으며 확연히 달라진 건강 하나로 새로운 차원을 연이어 열어갈 수 있습니다. 모세생명요가의 꾸준한 단련으로 스스로 좋아지는 길을 찾아내고 스스로 보람차고 가슴 뿌듯한 나날을 지속할 수 있습니다. 자신감, 만족감, 행복감 등이 저절로 굴러들어온다면 그 얼마나 고맙고 흐뭇한 일입니까? 자부심, 경쟁심 등이 나만의 비밀로 간직되고 그래서 평범에서 비범으로 나아갈 수 있다면 신인류 탄생은 물론이고 새 삶, 새 길, 새 빛이 덤으로 주어질 것입니다.

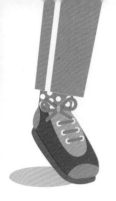

05
—
모세걸음의 좋은 점들

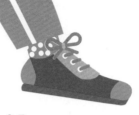

건강한 몸은 잘 돌아가는 문명 세계와 같고, 병약한 몸은 온갖 악조건 속에서 살아가는 외진 곳의 고단한 삶과 같습니다. 그래서 다들 건강한 몸을 원합니다. '건강한 신체에 건강한 정신'이라는 말은 고금동서의 참말입니다.

면벽수도(面壁修道)에도 평생을 바칩니다.

부처님은 29세에 출가하여 득도한 후 평생 동안 가르치고 이끌고 그래서 단 하나라도 참된 세상을 보도록 하는 일에 헌신했습니다.

예수님 또한 30세에 세상의 한복판으로 내달리며 사람들을 참 진리 쪽으로 향하게 했습니다.

우리는 잘 압니다. 한자 문화권이 괜히 그렇게 이름 지어지고 그렇게 불리는 것이 아닙니다. 한자를 통하여 공맹(孔孟: 공자[孔子], 맹자[孟子])의 사상이 전해지고 노장(老莊: 노자[老子], 장자[莊子])의 철학이 가르쳐지기에 알게 모르게 하나의 문화권, 하나의 정신문화 세계로 엮어지고 묶인 것입니다.

세상이 모바일과 인터넷 등으로, 첨단과 최첨단 등으로 한없이 넓혀지고 끝도 없이 이어졌지만, 우리는 여전히 고금동서를 관통하는 기본적인 것들, 태생적인 것들, 전통적인 것들, 환경적인 것들, 인습적인 것들, 가족적인 것들, 개인적인 것들 등에 꽁꽁 매여 있고 얼기설기 뒤엉켜 있습니다. 하지만, 우리 몸은 예나 오늘이나 엇비슷한 호흡과 순환으로 연명하고 지탱합니다. 그 치아, 그 혀, 그 목구멍, 그 숨구멍 등으로 나날을 이어갑니다. 예전에 갖춰지고 채워진 몸은 유전인자를 타고, 생활습관을 타고, 그리고 환경과 여건을 타고 ― 오늘과 내일로 꿰지고 이어집니다.

맞습니다. 호흡과 순환 같은 핵심사항, 필수사항은 대동소이하거나 아예 똑같습니다. 그래서 3천여 년 전의 모세걸음이나 오늘의 모세걸음은 통할 수밖에 없고 또한 내일의 모세걸음으로까지 같은 모습으로 이어질 것입니다. 하나, 과거 조상들의 건강이 오늘로 이어지듯이 오늘의 건강 또한 내일의 건강으로 직결될 것입니다. 그러니 오늘 우리가 노력하고 내가 또한 비지땀을 흘린다면 그 건강은 가감 없이, 예외 없이 내일로 이어질 것입니다.

맞습니다. 후손을 위한다면 오늘의 우리가 먼저 앞장을 서고 먼저 서둘러 매진해야 옳습니다. 흩어지고 사라지고 어쩌면 망치게 될 수도 있는 것들을 물려주기 위해 있는 힘을 다하는 것보다는 — 아무래도 건강을 다지고 쌓고 늘려서 내일의 후손에게 이어주고 물려주는 일이 몇 곱절 나을 것입니다. 오늘 우리가 모세걸음으로 — 건강한 몸, 남다른 호흡 능력, 힘찬 심장박동, 눈부신 혈액순환, 차원이 다른 두뇌활동, 아무리 애써도 다 알 수 없는 신비스러운 신경망 등을 갖춘다면 우리의 후손은 하지 말라고 해도 더 건강할 테고 누리지 말라고 해도 더 멋진 나날, 더 힘찬 나날을 살게 될 것입니다.

살만한 곳이란 간단히 말해서 전기, 수도, 유통 등 기본적이고 필수적인 공급이 제대로 이뤄지는 곳입니다. 맞습니다. 순환이 느리고 대사가 느리고 그래서 가장 핵심적인 요인들이 느려터지면 고장 난 채 방치된 시설이나 녹슨 채 내팽개쳐진 문명의 이기와 같습니다. 긴 생애가 보통이 되고 90, 100이 누구나 바랄 수 있는 숫자가 된 요즘은 도시나 시골 가릴 것 없이 버려진 집들로 골칫거리랍니다. 한 마을에 몇 군데 버려진 집이 생기고 텅 빈 집들이 늘면서 마을 전체가 으스스해지고 스산해졌습니다. 맞습니다. 건강한 몸과 병약한 몸은 바로 그런 차이로 우리 주위를 채우고 우리 주변을 메웁니다. 누구는 팔팔하고 누구는 시들시들해지게 마련입니다. 그처럼 확연히 구별되는데도 굳이 게으르고 느긋한 채 모세걸음을 마다하고 늦추고 멀리 하고 낯설어할 필요가 어디 있습니까?

한 팔만 살그머니 뒷짐 지면 됩니다. 그리고 처음에는 가까운 길들, 나중에는 먼 길까지 그저 동네를 돌아다니고 출퇴근길을 채워나가면 됩니다. 한두 달이면 효과를 압니다. 한두 철이면 건강이 몰라보게 나아지고 있는 것을 압니다. 반년 정도 지속하면 장딴지가 눈에 띄게 탄탄해지고 우람해진 것을 확인하게 됩니다. 그 시점부터는 스스로 행복하고 만족스럽고 대견하여 멈출 수 없습니다. 그리고 건강이 뒷받침되기에 죽죽 늘리고 확확 더해가면 됩니다. 그러면 가장 중요한 허파 기능과 심장 기능이 또래보다 훨씬 더 나아지고 전보다 놀랍도록 좋아집니다. 한 마디로, 신인류가 된 것이고 평생 누릴 청년 같은 힘, 장년 같은 힘을 갖추게 된 것입니다. 말 그대로 혼자만의 노력으로 super ager(나이를 잊고 세대를 뛰어넘은 채 — 늘 청년처럼, 장년처럼 팔팔하게 사는 노년) 등급 안에, 범주 내에 들어선 것입니다.

"

한 팔 뒷짐 지고 걷는 모세걸음은
그 특성상 허파와 심장을 도울 수밖에 없습니다.
두 팔이 교대로 등 뒤의 뼈대와 근육들을
북돋우고 채찍질하면서 자연스레 허파의 호흡과
심장의 순환을 돕고 부추기고 북돋웁니다.

"

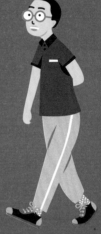

Chapter

03

기적의 모세걸음운동이
당신의 젊음을
지켜줄 수 있다!

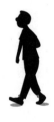

결국
장딴지가 커지고
허벅지가
굵어집니다.

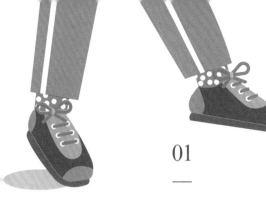

01

—

풍진(風塵: worldly affairs)

우리는 지금 별천지 안에 살면서도 공포영화 같은 으스스한 환경을 피할 수 없습니다. 지구는 아주 자그마한 행성입니다. 우주 전체로 보아도 지구가 속한 태양계는 아주 자그마하고 지구가 속한 은하계는 너무 미미합니다. 그래서 지구 한 쪽의 오염은 곧바로 이웃에 영향을 미칩니다. 지구 한 귀퉁이의 매연은 나지막한 경계를 넘어서서, 야트막한 담벼락을 뛰어넘어서 이웃을 하나로 묶어놓고 먼 나라를 한 범위 안에 옭아매고 맙니다.

지구 전체가 하나처럼 돌아갑니다.

동남아 여러 나라를 보십시오. 수만 개의 섬, 수천 개의 땅 조각들로 이뤄진 숱한 나라들이지만 어느 한 곳의 매연은 고스란히 동남아 전체로 퍼져 — 동남아 전체를 연기 속으로 몰아넣고 동남아 전체를 하나의 거대한 오염지대로 만들고 맙니다. 동북아를 보십시오. 중국의 오염된 공기는 그대로 바다를 넘어 우리에게 달려옵니다. 시베리아의 찬 공기나 몽고고원의 흙먼지 또한 그대로 우리 하늘, 우리 삶 속으로 건너오고 끼어듭니다.

세상이 한없이 좁아지면서 셀 수 없이 많은 일이 일어나고 있습니다. 비행기 여행이 과거의 장날 나들이보다 더 손쉬워지고 더 빈번해졌습니다. 관광이니 여행이니 하는 일들이 이제는 모두의 손아귀 속에 놓여 있고 모두의 가슴 한복판에 자리 잡게 되었습니다. 그래서 음으로 양으로 세상의 모든 인류가 하나로 묶어지고 한 뭉치로 엮어지게 되었습니다.

그 결과 각자의 지식 정보 또한 무한해지고 각자의 욕망 또한 무한대로 늘어나게 되었습니다. 모두가 모두의 경쟁자처럼 변하고 모두가 모두의 이웃 이상으로 가까워졌습니다. 그 결과 뭐든 혼자 알아서 해야 합니다. 대가족, 소가족, 핵가족에서 이제는 독거세대 위주, 개인 생활 중심으로 변했습니다. 먼 미래의 일이 아닙니다. 지금 당장 벌어지고 있는 일입니다. 생로병사가 몽땅 개개인의 책임, 각자의 의무로 변했습니다. 도와도 혼자 알아서 도와야 하고 북돋워도 혼자 알아서 북돋워야 합니다.

모세걸음은 변한 세상, 변해가는 세상에 가장 적합합니다. 더 건강해지면 다 해결됩니다. 혼자 머물고 혼자 살아도 건강하고, 충분히 활발하면 다 해결됩니다. 우선 고민거리가 적어지고 사라집니다. 내 건강을 내가 책임질 수 있고 내가 자신할 수 있고 내가 장담할 수 있는데 뭐가 더 고민스럽고 뭐가 더 걱정스럽습니까? 두려움이 없는데 혼자 머물고 혼자 산다고 해서 뭐가 더 부족합니까? 튼튼한 허파, 믿음직한 심장만 있으면 다 해결됩니다. 생명은 그 둘로 거뜬히 굴러갑니다. 더욱이나, 매일 지속하면 나날이 더 나아지고 좋아집니다. 늘어나는 힘과 힘살. 나날이 달라지는 걸음걸이와 장딴지 근육. 그 둘이면 어지럽도록 빨리 변해가는 세상사에서라도 끄떡없습니다. 모세걸음으로 높아지는 자신감, 모세생명요가로 드높아지는 만족감과 행복감. 그것들이면 반려자 이상이고 동반자 이상입니다.

색다른 일들이 매 순간 생겨납니다. 낯선 일들이 매일 벌어집니다. 일일이 따라잡으려면 일생의 송두리째 다 바쳐도 모자랍니다. 그래서 이제는 혼자만의 시간, 혼자만의 정성 들이기를 애태우며 바라게 되었습니다. 개인용 전자기기, 개인용 오락기기를 조금만 멀리해도 사색능력, 사고역량이 배가됩니다. 그래서 사유의 자유로움은 물

론이고 소홀히 하고 하찮게 여기던 '나만의 삶, 나만의 생명'이 더욱
더 소중하게 되었습니다.

　건강마저 우습게 알던 무지몽매한 시절, 무지몽매한 세대가 차츰
사라지고 있습니다. 대오각성(大悟覺醒: 큰 깨달음)을 지고 지선으로 여
기던 예전의 멋진 삶, 당연한 욕구가 이제는 최첨단에서 원시로 넘어
가는 길목에 턱 버티고 있습니다. 쉽게 말해서, 21세기 우주 시대, 첨
단시대를 살면서도 차츰 2천여 년 이전의 고생스러운 수행, 수천여
년 이전의 위험천만한 순례 여행을 그리워하게 되고 부러워하게 된
것입니다.

　건강여행은 어떻습니까? 나를 살리고 나를 드높이는 모세걸음이
나 모세생명요가는 어떻습니까? 온몸에 힘을 더 채우고 힘을 더 얻
어가는 일인데 왜들 망설이고 왜들 딴전만 피웁니까? 예나 지금이나
한 번뿐인 생애입니다. 예나 오늘이나 하나뿐인 생명이고 한 번뿐인
기회입니다. 생로병사가 말합니다. 장례식장의 담소와 온갖 모임들
속의 설왕설래, 왁자지껄, 소곤소곤, 도란도란, 중얼중얼, 왈가왈부
가 다 말합니다. 건강하니 오래 살고, 건강해서 오래 힘차게 산다는
것을 입에서 입으로 옮기고 귀에서 귀로 전합니다. 그런데도 정작 스
스로는 게으르기만 하고 망설이기만 합니다. 우물쭈물, 쭈뼛쭈뼛, 두

리번두리번하며 — 싱겁게, 한심하게, 안타깝게, 어리석게, 느긋하게 굴기만 합니다. 보는 족족 남의 죽음이고 대하는 족족 남의 불행이기에 다들 구경꾼으로 만족하고 지나치는 행인으로 그칩니다.

이왕 걸을 바에는 힘차게 걸어야 맞습니다.

같은 길이고 엇비슷한 골격이지만, 이왕이면 보란 듯이 힘차게 걷는 것이 건강에도 좋고 보기에도 좋습니다. 그래서 걸음걸이 하나만으로도 건강을 잴 수 있고 삶을 그려볼 수 있습니다. 힘찬 걸음으로 나날이 좋아지는 건강이고 나날이 늘어나는 근육질인데 어떻게 비실거리고 비틀거릴 수 있습니까? 모세걸음 하나면 청년 뺨치는 장딴지에 청년 넘볼 수 있는 기운이 보장되는 판인데 — 어떻게 아장아장 힘겨운 걸음으로 노년을 채우고 어떻게 질질 끌며 한심하게, 안타깝게, 딱하기 이를 데 없이 굴겠습니까?

이왕 살 바에는 힘을 더 늘리고 힘을 더 실어가며 용맹스럽게 굴고 활달하게 구는 것이 낫습니다. 나잇값보다 더 좋은 것은 바로 나이를 잊고 지내고 나이를 한참 따돌리는 일입니다. 또래들과 견주며 희희낙락하거나 태연하거나 시건방지게 구는 일보다는 차라리 또래들을 훌쩍 뛰어넘어서 색다른 산봉우리, 낯선 산등성이로 나아가는 것이 낫습니다. 맞습니다. 모세생명요가 하나면 다 해결되고도 남습니다.

안 쓰던 근육을 자유롭게 움직이면 덩달아 뇌 조직, 뇌 신경, 뇌 활동 또한 몰라보게 나아집니다. 그러면 퇴행 걱정할 필요 없고 치매 두려워할 이유 없습니다. 그러면 건강 타령에 지치고 건강 챙기기에 고달프고 — 건강 노래 부르기로 괜한 짓, 싱거운 놀음 하며, 한심한 세월 안 보내도 됩니다. 한참 전에 모두를 따돌리고 한참 전에 남다른 건강을 챙기며 아무 멀리 내달렸기에 주변의 이런저런 이야기들 속에 파묻힐 필요 없고 — 주위의 그렇고 그런 충고나 훈수, 처방전이나 약방문, 풍문이나 소문, 광고나 선전, 허풍이나 과장, 사기나 꼼수 등에 얽매이거나 목 졸릴 필요 없습니다.

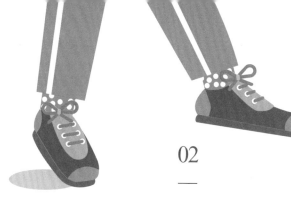

02
—
생로병사(生老病死)

그 네 토막 중에서 생사(生死)는 그저 하늘에 달린 일이니, 늙고 병든다는 노(老)와 병(病) 그 두 토막에서만 색다르고 남다를 수 있습니다.

맞습니다. 태어나 죽는다는 그 외길, 외나무다리는 누구에게나, 그 어떤 생명에게나 정해진 길일 수 있고 어쩌면 막다른 골목 같은 암울한 길일 수도 있습니다. 태어남을 마음대로 합니까? 임종의 그 마지막 숨결과 끝머리 한숨을 어느 누가 마음대로 한답니까?

태어난 사실, 그리고 죽는다는 사실 — 그 둘만 참이니 확실하고 나머지는 다 거짓이거나 불확실하다는 식의 철학 놀음, 말장난, 식자연하는(학식과 견문이 있는 체하는) 일도 사실은 허접하고 그래서 전형적인 허업(虛業)일 수 있습니다. 그래서 어떻다는 것입니까? 그런 식으로 배배 꼬고 이리저리 한참 돌리면 더 그럴듯해지고 더 곱씹고 되새김질할 만하게 된다는 겁니까?

나잇값을 되새기며 나잇값 하려 애쓴다는 말은 곧 — 나이에 맞게 뭔가 더 채우고 무엇으로든 더 알차게, 값지게, 빛나게, 그럴듯하게 해야 한다는 뜻일 겁니다. 그러면 노년이 좀 달라질 것입니다. 그러면 어느 정도 병마에 시달리며 내 탓하고 남 탓하는 허송세월이 조금은 짧아지고 줄여질 수도 있을 것입니다.

병마에 시달리고 쪼들리고 옥죄는 세월만 줄이고 없애도 초인다운 단계에 들어서고 초인 같은 삶에 가까워질 수 있을 겁니다. 생로병사의 공통분모에서 뭔가를 덜어내고 잘라내고 훔칠 수 있다는 말입니다. 모두가 가는 한 길이지만 곁길이 있을 수 있고, 모두가 당하는 무한대의 올가미이지만 누군가는 빠져나가고 누군가는 조금씩 그 옥죄는 것을 느슨하게 할 수도 있다는 말입니다.

모세걸음이면 됩니다. 걸을 때마다 한 팔을 뒤로 한 채 힘주어 걸으면 됩니다. 그러면 알게 모르게 쉬던 힘살, 졸던 힘줄, 게으름피우던 관절과 뼈대 등이 조금씩 발맞춰주고 한 단계씩 뒤따라올 수도 있습니다. 왜 안 그렇겠습니까? 모세걸음으로 보폭이 달라지고 발바닥과 땅 사이의 간격이 달라지는 판에 왜 힘이 안 실리고 힘이 안 늘어나겠습니까?

모세생명요가만 있으면 다 됩니다. 내 뜻대로 움직일 수 있는 팔다리가 모든 생명, 모든 동물, 모든 인간의 큰 재물이고 큰 재산입니다. 축복이고 기적이고 그 자체가 보물단지, 선물 보따리입니다. 회전할 수 있도록 주어진 어깨관절이고 넓적다리관절입니다. 운동선수처럼, 곡마단 아이처럼 완전회전, 완전 자유는 어렵더라도 — 최소한 두 팔을 뒤로 내뻗어 상대를 겁주고 두 다리를 회전시켜 상대를 후려치는 정도는 따라가고 닮아볼 수 있습니다.

그 하나로 사실은 생애의 빛, 생애의 함량, 생애의 값이 매겨집니다. 다시 말해, 스스로 애써서 병마를 줄이고 질병을 멀리하며 노년을 노익장답게 살고 노년을 되레 활력과 생명력으로 가득 채운다면, 이미 생로병사의 철칙을 무너뜨린 셈이고 껍데기 삶 대신 알짜배기 참삶을 살게 된다는 것입니다.

생로병사로 귀결되는 그렇고 그런 일생이지만, 한 번뿐이고 하나뿐이기에, 기회 또한 그리 많지 않고 아무리 결심하고 결행하고 결단해도 결코 무한대의 시간, 무한대의 세월일 수 없습니다. 태어나면서부터 모세걸음이라면 그 얼마나 큰 축복이고 큰 기적이겠습니까? 아니, 10대, 20대, 30대에 모세걸음을 시작한다면 그 하나만으로도 그 생애, 그 일생은 이미 희망으로 가득하고 행복으로 벅찬 것입니다. 틀린 말이 절대 아닙니다. 모세걸음으로 차츰 모세생명요가를 끌어올린다면 그 일생, 그 생애는 실로 무한대의 함량과 무한대의 만족을 누릴 수 있을 것입니다.

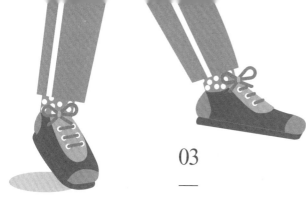

03
—

건강하고 행복하려면 우선 흉곽
(胸廓: 가슴; thorax, thoracic cage, rib cage)

가슴우리(흉곽, 가슴)는 흉부를 싸고 있는 뼈대입니다. 뒤쪽으로는 세로로 길게 뻗은 12쌍의 흉추와 만나고, 흉추와 관절을 이룹니다. 앞쪽으로는 12쌍의 가슴뼈(늑골)와 이어지며, 가슴의 중앙에서 흉골(가슴뼈, 복장뼈)과 관절을 이룹니다. 그리고 아래로는 돔(dome) 모양, 낙하산 모양으로 복강(복부)과 흉강(흉부)을 나누는 횡격막(가로막)이 있습니다.

요약하자면, 가슴우리(흉곽)는 흉추(척추의 한 부분), 갈비뼈(늑골), 복장뼈(가슴뼈, 흉골)로 이뤄집니다. 가슴우리의 후면 정중앙에 12쌍의 흉추가 세로로 길게 늘어서 있습니다. 각각의 흉추는 갈비뼈 12쌍과 연골관절을 이루며 연결됩니다. 갈비연골은 갈비뼈의 끝과 복장뼈 사이를 이어주며 두 뼈 사이의 압력을 분산시켜 줍니다.

　제8번부터 제10번까지의 갈비연골은 가슴 한복판에 자리한 복장
뼈와 결합합니다. 그러나 제11번, 제12번 늑골은 위에 놓인 갈비뼈
들보다 가로 길이가 짧기에 가슴 한복판의 복장뼈와 만나지 못한 채
놓여 있습니다. 어쨌거나, 세 종류의 뼈들로 이뤄진 가슴우리 안의
공간이 '가슴안' 혹은 흉강(胸腔: thoracic cavity)입니다. 즉, 흉곽(胸郭)
의 내강(內腔: 내부 공간)이 곧 흉강 혹은 가슴안입니다.

　사람을 포함한 포유류에 있어서만 — 횡격막(橫隔膜)에 의해 흉강
(胸腔)이 복강(腹腔)과 구별되는데, 흉강 즉 가슴안은 흉벽을 통해 허
파, 심장 같은 가슴 내부의 주요장기들을 보호합니다. 그리고 흉강(가
슴안)의 부피(용적[容積]: volume, capacity)를 조절하여 호흡운동이 일어
나고 이어지게 합니다. 뿐만 아니라, 흉곽(가슴우리)에는 가슴, 등, 팔,
목 등의 주요한 근육들이 붙어 있게 됩니다.

　중요한 사실은 따로 있습니다. 즉, 아무리 중요한 장기들인 허파,
심장이라도 내 뜻대로는 손톱만큼, 코딱지만큼도 어쩌지 못합니다.
심장은 태아기에 생긴 그대로 움직입니다. 태아 때 시작된 박동 그대
로 평생을 이어갑니다. 허파는 근육질이 아닙니다. 그래서 흉곽을 이

루고 있는 뼈대들과 근육들이 위아래로 움직이면서 허파운동을 돕습니다. 그리고 가슴과 배를 나누는 가로막 즉 횡격막이 위아래로 운동하며 허파운동을 보조하고 협동합니다.

그래서 모세걸음이 중요합니다. 한 팔 뒷짐 지고 걷는 모세걸음은 그 특성상 허파와 심장을 도울 수밖에 없습니다. 두 팔이 교대로 등 뒤의 뼈대와 근육들을 북돋우고 채찍질하면서 자연스레 허파의 호흡과 심장의 순환을 돕고 부추기고 북돋웁니다. 단순한 박수부대, 응원부대가 아닙니다. 실질적으로 큰 협력자 구실을 주고 큰 보조자 역할을 합니다.

그래서 더더욱 모세생명요가가 긴요합니다. 두 팔, 두 어깨는 물론이고 두 다리, 두 고관절을 힘차게, 매섭게, 끝없이 자극하고 독려하고 조력하면서 결국에는 허파의 힘겨움을 덜어주고 심장의 고달픔을 챙겨줍니다. 구와관절(球窩關節). 회전이 기본입니다. 올림픽 선수처럼 할 수 있습니다. 남녀노소 누구나 해낼 수 있습니다. 뼈는 살갗처럼 평생 그치지 않고 재생되고 부활합니다. 어릴 적에는 그 시간, 그 기간이 짧고 나이 들며 조금씩 더뎌지고 늦춰질 따름입니다. 호호백발 노인이라도 아기처럼, 청년처럼 피부와 뼈는 끝도 없이 재생되고 교체됩니다. 헌 것, 낡은 것에서 새 것, 새로 태어난 것으로 맞바꿔지고 재구성됩니다.

그러니 모세걸음을 해낼 최적기가 지났다고 하지 마십시오. 그러니 모세생명요가를 해낼 시기가 한참 지났다고 우기지 마십시오. 핑계 없는 무덤은 없다고 하지만, 모세걸음과 모세생명요가 측면에서는 결코 그렇지 않습니다. 핑계, 변명, 체념, 중도탈락 등은 그저 게으름이고 뒷걸음질이고 헛발질일 뿐입니다. 걷지 않는 이가 어디 있습니까? 걸을 줄 모르고 걷는 걸 까먹은 이가 어디 있습니까? 두 팔, 두 어깨, 그리고 두 다리, 두 넓적다리뼈를 잊고 사는 이가 대체 어디 있습니까?

길 없는 동네에 삽니까? 걸을 만한 길이 전무합니까? 신을 것이 없고 걸음을 가르쳐주고 팔다리 움직이는 것을 이끌어줄 이가 없습니까? 거짓이나 변명을 넘어 아주 못된 사람이고 몹쓸 사람입니다. 생명을 선물한 조물주, 생명을 이어준 어버이를 욕되게 하고 기겁하게 할 소리입니다. 그저 한 팔만 뒷짐 지고 걸으면 되는데, 왜 그리 불편해하고 주저주저합니까? 그 모세걸음 반복과 지속으로 모세생명요가 또한 덩달아 되고 더불어 다가올 텐데 무슨 걱정이고 고민이고 딴청입니까?

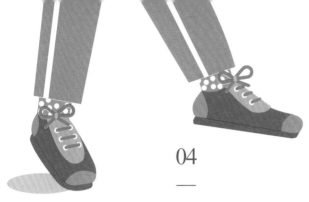

04

—

특별한 허파, 남다른 심장 위에 준마

(駿馬: swift horse, fleet steed, flying bronco)

지구의 적도 둘레는 4만 km가 약간 넘습니다. 우리 몸의 핏줄을 하나로 쭉 이어가면 자그마치 지구 적도 둘레의 3배 가까이나 된답니다. 한데도, 우리의 심장박동 하나에 그 모든 핏줄이 아주 짧은 순간 안에 통째로 헌 것을 버리고 새것을 지니게 되고 온갖 찌꺼기를 품은 상태에서 완전히 색다른 상태로 맞바꿔집니다. 상상을 초월할 수준입니다. 우리 몸의 생명현상, 생명 기능 모두가 신비롭지만, 혈액순환은 그 모든 신비스러움을 뛰어넘습니다.

그러니 심장의 역할이 그 얼마나 대단합니까? 순전히 자동으로, 자율로 움직이는 심장인데도 그렇게 놀라운 능력을 발휘합니다. 하나, 크고 작은 핏줄 하나하나에 달려 있습니다. 눈 깜짝할 순간에 온몸을 다 돌아버리는 그 놀라운 순환 운동이지만, 사실은 핏줄 하나하나가 건강해야 가능한 일입니다.

그래서 온몸의 모든 부분이 나서서 그 순환을 돕고 그 순환 하나에 매달립니다. 뼈의 골수는 새로운 혈액세포를 만들기도 하고 오래된 것을 없애기도 하며 혈액순환을 건강하게 지켜줍니다. 온몸의 신경망과 근육들은 심장박동을 신호로 크고 작은 핏줄들의 고달픔을 덜어주고 부지런함을 북돋워서 온몸의 순환이 제대로 되게 합니다.

핏줄 하나하나가 곧 생명이고 건강입니다. 머리카락 정도의 핏줄 하나만 터져도 야단납니다. 실핏줄 하나만 제 역할, 제 기능을 못해도 금방 우리 몸의 어느 한구석이 상하고 우리 몸의 어느 한 기능이 정지되고 우리 몸의 어느 한 역할이 중단됩니다. 발가락을 보십시오. 발바닥을 보십시오. 심장에서 아주 멀어 소홀할 것 같아도 같은 맥박, 같은 뒷심으로 심장운동에 호응하고 심장박동에 발맞춥니다.

우리 몸은 호흡과 순환을 지렛대로 찌꺼기를 버리고 필요한 것들을 챙깁니다. 묵은 것과 새것을 맞바꾸는 일은 호흡운동과 순환 운동의 빈틈없는 협동운동 사이에서 이뤄집니다. 하나, 엄밀히 말하면 순환 운동이 조금 더 막중하고 긴요합니다. 예를 들어, 목을 조인다고 생각해 보십시오. 기도 쪽을 조르면 20초 정도 걸려야 기절합니다. 하나, 경동맥 주위의 주요 핏줄들을 누르면 단 5초 정도에 기절합니다. 그래서 특수부대의 특수훈련에서는 그 차이를 십분 활용합니다. 그 짧은 순간에 승패가 엇갈릴 수 있기에 두 압박 사이의 미묘한 차이를 중시합니다. 맞습니다. 어설픈 사례일 수 있지만, 사실은 대단히 중요한 시사점이 있습니다. 즉, 호흡운동과 순환 운동이 미치는 미세한 차이를 우리 몸의 생명현상, 생명 기능이 확실하게 드러내 준다는 것입니다.

어쨌거나, 호흡과 순환은 어느 것을 더 중시할 수 없을 정도로 막중하고 긴요합니다. 생명이고자 한다면 당연히 중시해야 합니다. 건강 하고자 한다면 마땅히 두 기능, 두 역할을 돕고 북돋워야 합니다. 모든 운동, 모든 활동이 도움이 됩니다. 하나, 선택과 집중이라는 가장 기초적인 전략을 세운다면 당연히 모세걸음이고 모세생명요가 쪽입니다.

얼마나 용이합니까? 동네 골목을 한 바퀴 돌되, 한 팔만 뒷짐 지면 됩니다. 그러면 다리가 저절로 크게 움직입니다. 종종걸음, 아장걸음에서 금방 달라집니다. 고관절과 대퇴부, 대퇴골로 걷게 되고 덩달아 무릎 아래 모든 기능이 힘차고 기운차집니다. 운동화라도 구두 소리처럼 커지고 고무바닥이라도 징을 박기라도 한 듯이 쿵쿵 울리고 쿵 쾅거립니다. 그래서 결국 장딴지가 커지고 허벅지가 굵어집니다. 어떤 걸음이 그런 놀라운 효과를 가져다줍니까? 허리 아래 심장인 종아리 근육이고 제2의 심장인 근육들입니다. 그 하나하나가 결국에는 우리 몸의 호흡운동을 돕고 순환 운동을 북돋웁니다. 그래서 건강과 활력이 더해지고 그래서 평생 누려보지 못한 생명력과 면역력을 모두 갖추게 됩니다. 생각해 보십시오. 점점 굵어지는 종아리인데 어떻게 퇴보하고 퇴행합니까? 점점 더 좋아지는 건강이고 활력인데 어떻게 뒷걸음치며 내리막길로 내달리고 비실거리며 걸음마 하듯이, 걸음마 배우듯이 힘겹게, 힘없이 걷습니까?

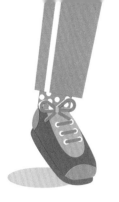

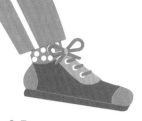

05
—
보통사람들의
평소 건강 챙기기 운동으로는
결코 선을 넘어설 수 없다

모든 생명은 배우며 삽니다. 코끼리도 어릴 적에는 제 코를 어떻게 사용해야 좋은지 잘 모릅니다. 진흙탕에서 더위를 식히는 돼지들도 어릴 적에는 뒹구는 법을 몰라 그저 펄쩍펄쩍 뛰기만 합니다. 맞습니다. 뭐든 배우며 나아지고 누구든 배우며 성장합니다.

왜 걷는 것 하나만 고집합니까? 전문가라는 이들이 어떻게 모든 이들의 건강을 챙기고 운동량을 정하고 운동방식을 가르칩니까? 각자 제 팔다리를 움직이고 각자 제 머릿속 공식과 틀을 끄집어내는 일인데 왜 굳이 이런 훈수 저런 수다에 귀 기울이고 정성 들여야 합니까?

어째서 걷는 운동으로 건강을 챙기고 체력을 늘린다면서 아기 걸음마를 답습하고 보통 때의 그저 그런 손쉬운 걷기, 습관적인 걷기만 되풀이합니까? 왜 군이 보통의 운동, 보통의 몸동작, 보통의 몸놀림으로 활력, 생명력, 면역력을 높여 — 나이보다 나은 건강을 바라고 나이를 잊은 채 더 멋지게, 힘차게 살고자 합니까? 가능하기나 합니까? 그래서 놀랍게 나아지고 눈에 띄게 달라져 청년 같은 노년, 장정 같은 노인이 되었답니까?

어림없습니다. 보통의 건강 챙기기 노력으로는 원하는 수준, 바라는 단계에 이를 수 없습니다. 생각해 보십시오. 보통의 움직임이고 보통 때의 몸놀림인데 무슨 수로 보통 체력을 벗어나고 보통 활력을 넘어섭니까? 그저 플라시보 효과(placebo effect: 위약효과[僞藥 效果]; 가짜약 효과, 속임약 효과)만 확인하게 될 뿐입니다. 효과가 전무한 것을 명약, 만병통치약이라고 속이고 먹이면 누군가는 그 맹신, 과신, 확신 때문에라도 어느 정도 효과를 본다고 합니다. 믿음 하나, 믿음 자체가 정신적, 심리적 요인을 자극하고 유도해서 결국은 신체적인 효능, 생리적인 효과로 이어진 사례입니다. 밀가루인지 모른 채 진짜 약물이라고 믿고 복용하면 효과를 보는 수도 있다니, 우리 생명의 야릇한 측면을 결코 단순하게 취급할 일이 아닙니다.

맞습니다. 보통의 건강 챙기기 노력이나 운동은 모두 플라시보 효과만 거둘 뿐입니다. 냉정한 말일 수 있고 치우친 말일 수 있고 지나친 말일 수 있지만, 사실입니다. 보통의 운동, 보통의 노력은 그저 있는 건강을 좀 더 다지고 지닌 체력을 좀 더 다독일 따름입니다. 그러니 놀랍게 나아진 건강이나 눈에 확 띄는 활력, 생명력, 면역력은 어림도 없습니다. 그저 게으름을 잠시 물리친 것이고 상쾌함, 유쾌함을 잠시 누린 정도입니다. 그래서 바깥바람을 쐰 것이고 기분전환을 한 것이고 온몸을 잠시 화들짝 놀라게 한 것뿐입니다.

흉곽을 이루고 있는 숱한 뼈들을 자극하여 그 안의 허파나 심장을 어느 정도 확실하게 도왔습니까? 갈비뼈의 오르내림이나 횡격막의 오르내림을 위해 얼마나 실질적으로, 가시적으로 보탬을 주고 부추김을 보탰습니까? 호흡운동과 순환 운동을 다 함께 북돋워서 결국 청년기의 활력과 전성기의 생명력, 면역력을 확인했다는 겁니까?

쉽게 말해서 어깨와 넓적다리, 어깨의 구와관절과 넓적다리의 구와관절 모두 그 생김새 그대로 얼마나 회전하고 어느 정도로 자유로이 발맞춰주고 뒤따라주었다는 겁니까? 두 어깨뼈, 두 팔이 길을 걸으며 아이를 그네 태우는 그 팔 흔들기, 그 어깨 돌리기 정도라도 회전하고 자유로움을 만끽했다는 겁니까? 어떤 나라에서는 그런 아이

보기, 아이 그네 태우기(child swinging street act)를 망측하고 위험천만하다며 죄인 취급, 야만인 취급, 아이 학대자 취급을 하기도 합니다. 두 어깨, 두 팔은 구와관절(ball-and-socket joint)을 지녔기에 그런 그네 태우기 놀이가 얼마든지 가능한 것입니다. 그리고 우리 주위의 기계체조 선수들이나 보통사람들이 철봉이나 평행봉 위에서 마치 곡마단의 곡예사처럼 자유롭게, 날렵하게 움직이는 것입니다.

천천히 반응하고 신중히 표현하십시오.

'당신은 부드럽지만 나는 이미 굳었다.'고 말하지 마십시오. '당신은 쉽게 되지만 나는 아무래도 어려울 것 같다.'며 지레 물러서고 너무 일찍 그만두지 마십시오. 뭐든 시간과 세월, 노력과 정성을 들여야 합니다. 누구나 굳은 힘살이고 힘줄이고 골격이지만 우리 뇌는 새로운 것에 환호하고 참된 것에 열광합니다. 다시 말해, 우리 뇌는 뭐든 후천적으로 채우고 후천적으로 발전하고 후천적으로 비약, 도약합니다. 그래서 시간과 세월, 노력과 정성을 곁들여 평생 이어가면 의외로 빨리 다가오고 일찍 자유로울 수 있습니다. 노인의 뼈대나 아이의 뼈대나 묵은 것을 털어내고 새것을 지니는 그 자체는 이미 오래전에 정해진 틀이고 결정된 공식입니다.

마음가짐 하나만 제대로 갖추고 제대로 지니면 됩니다. 두뇌는 바로 마음이고 마음가짐입니다. 사령탑인 뇌에서 좋아지는 방향, 나아 지는 길을 알아챈 이상 줄기차게 이어가고 끈질기게 채워주면 됩니 다. 그러면 왼손잡이, 오른손잡이처럼 습관에 젖은 것들이 나아지고 달라져서 차츰차츰 부드러워지고 쉬워지고 자유로워집니다.

다들 잘 압니다. 더 큰 동작이 더 큰 힘을 가져온다는 것을 다 압니 다. 그리고 안 쓰고 못 쓰고 묵혀두었던 우리 몸의 구석구석을 제대 로 사용하고 제대로 앞세우면 보통 때의 건강 이상으로 좋아지고 보 통사람 이상으로 나아진다는 것을 다들 잘 압니다. 하나, 학창시절의 공부처럼, 학생 시절의 숙제처럼, 아동 시절의 잔심부름처럼 — 이상 하게도 힘들면 귀찮아하거나 싫어하고 야릇하게도 좋은 줄 잘 알면 서도 안 하게 됩니다.

그래서 건강을 다 바라지만 건강에 이르지 못합니다. 그래서 남다 른 활력과 생기를 바라면서도 막상 차지할 수 없고 다가갈 수 없는 것입니다. 사실은 아주 간단합니다. 좋은 일이면 평생 하겠다고 다짐 하고 좋아지는 일이면 만사 제치고 먼저 하겠다고 마음먹으면 됩니 다. 생각해 보십시오. 평균수명이 80세 가깝거나 그 정도에 미치는 판인데 그깟 평생 결심이 뭐 그리 어렵고 뭐 그리 아득하기만 하겠습 니까? 50대는 자그마치 30년, 40년을 더 살게 될 것입니다. 60대는 아무리 낮게 잡아도 줄잡아서 20년, 30년을 더 버티게 될 것입니다. 한데, 그깟 한두 해 지속하고, 서너 해 이어가고, 그래서 결국 한평생 하겠다고 맘먹는 일이 뭐 그리 힘겹겠습니까?

맞습니다. 허파운동을 돕고 심장운동을 북돋워서 원하는 생명력과 면역력을 온몸 가득 채우고 온몸 가득 지니는 일입니다. 한데, 어떻게 모세걸음을 남의 일로 여기고 모세생명요가를 몸 부드러운 이들이나 재주 피우는 것, 묘기 부리는 것으로 치부한다는 겁니까? 부끄러워하십시오. 낯뜨거워하십시오. 그리고 최소한 나잇값이라도 한 번 제대로 하고 제때 하십시오. 내 팔다리 움직이고 내 건강 챙기고 내 생명력, 내 면역력 키워서 결국에는 어버이 향해 효도하고 결국에는 조물주 향해 고마움 표하는 일인데, 뭐 그리 힘겹고 아득하고 난감하다는 것입니까?

우리 몸은
호흡과 순환을 지렛대로
찌꺼기를 버리고
필요한 것들을 챙깁니다.
묵은 것과 새것을 맞바꾸는
일은 호흡운동과 순환 운동의
빈틈없는 협동운동 사이에서
이뤄집니다.

99

"

모세걸음은 우리의 하체를
눈에 띄게 북돋우고 뒷받침합니다.
모세생명요가는 우리의 상체 전체,
하체 전체를 더 자유롭게,
더 부드럽게, 더 힘차게 해줍니다.

"

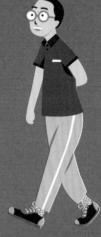

Chapter
04

모세걸음운동으로
당신의 젊음을
백 세까지 누릴 수 있다!

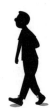

그 어떤 운동으로
모세걸음의 놀라운
효과를 볼 수
있겠습니까?

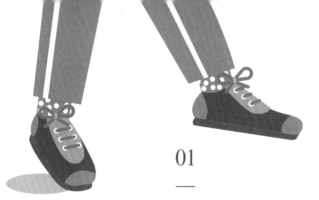

01

—

평소 건강 챙기기 노력은
그저 기분전환,
소화 증진 등과 이어질 뿐이다

한 번 물어봅시다. 어떻게 그런 욕심을 낸답니까?

보통의 운동으로 어떻게 놀라운 효과를 보려 합니까? 누구나 하는 운동, 누구나 할 수 있는 운동 정도로 어떻게 기적을 바라고 신비스러운 효능을 거두려 합니까? 보통의 그 손쉬운 걷기 정도로 어떻게 자율적인 장기들을 돕고 자동적으로 알아서 하는 우리 몸의 여러 생리 기능들을 북돋운다는 겁니까? 며칠 묵혔던 팔다리 쓰기이고 오래 쉬고 있던 몸동작 되살리기인데, 어떻게 평소의 건강에서 한참 벗어나 새 지평으로 향하고 보통의 체력에서 아득하게 멀어져서 뭐든 다 바랄 수 있고 꿈꿀 수 있는 자랑스러운 경지에 이른다는 겁니까?

땀 한 차례 흘렸으니 된 것입니다. 무릎이 시큰거릴 정도로 한 번 되게 부려먹었으니 된 것입니다. 기분전환 체험하고 — 기초체력 확인, 점검, 보강했으니 된 것입니다. 나이 든다는 사실 알아채고 굳어간다는 온몸 깨달았으니 된 것입니다. 그리고 부자유스러운 구석구석 알아가며 안타까워하고 한심스럽게 여겼으니 된 것입니다. '나이 먹어서 그렇다. 덜 움직여서 그렇다. 너무 등한시해서 그렇다. 너무 바쁘게 살다 보니 그렇게 되었다.' 며 한숨 몇 번 쉬고 억울한 생각 좀 했으니 된 것입니다.

전기뱀장어.

650V까지도 전기를 내보낼 수 있습니다. 자그마치 1시간 가까이 그런 강력한 전기를 발산할 수 있습니다. 그래서 당연히 악어 같은 강한 대상도 쉽게 물리치거나 죽일 수 있습니다. 사람 또한 한 번 감전되면 전기로 즉사하기보다 마비된 채 익사하고 맙니다. 한데도, 전기뱀장어는 수초 속에 꼭꼭 숨은 채 잘 드러나지 않습니다.

우리 몸의 깊은 비밀이나 알 수 없는 수수께끼도 쉽게 잘 드러나지 않습니다. 아무리 해부하고 연구하고 구석구석 샅샅이, 낱낱이 살펴도 정작 가장 중추적이고 핵심적인 것들은 잘 드러나지 않습니다. 쉽게 말해서 우리 생명의 중추이고 중심인 뇌를 보십시오. 아무리 애쓰고 다가가고 오래 살펴도 아직은 비밀 보따리, 수수께끼 천지일 뿐입니다.

맞습니다. 우리는 호흡운동과 그에 둘러싸인 비밀들, 순환 운동과 그에 감춰진 수수께끼들을 거의 모르고 지냅니다. 그저 탈이 나면 대충 넘겨짚고 병이 나면 이리저리 뜯어보고 들춰보며 어림짐작할 따름입니다.

그래도 우리는 무능이나 원시나 미개라고 한탄하지 않습니다. 맞습니다. 이상하게도 아주 중요한 것들을 놓치고 사는 셈입니다. 관습, 전통, 문화, 효심, 가족애, 예절, 성의, 정성 운운하면서 명절이나 특별한 절기에 그 많은 시간을 도로 위에서 보내고 그 엄청난 생고생을 사서 하면서도 이상하게 그 불합리한 점이나 비이성적인 부분을 돌아보거나 곱씹거나 한심해하고 억울해하지 않습니다.

그러니 모세걸음처럼 대단한 것마저도 그러려니 가볍게 넘길 수 있는 것입니다. 그러니 모세생명요가처럼 굉장한 효능을 가져오는 것마저도 시큰둥하게 받아들일 수 있을 것입니다. 사람의 이해력이라는 것, 사람의 판별력이라는 것이 그 정도에 그칩니다. 물론, 좋다고 다 할 수 없고 나아진다고 다 뒤쫓을 수 없습니다. 하나, 대다수가 옳다고 여기며 뒤따라야 신인류가 탄생하고 그래서 새 길, 새 삶이 가능할 것입니다.

물론, '상쾌하다, 기분 좋다, 왠지 살맛 난다.'는 식의 느낌들, 그리고 '모처럼 자신을 위해 뭔가 유익한 일을 했다.'는 뿌듯함 정도도 소중합니다. 그런 것들이 늘어나고 쌓이면서 살 맛 나는 세상이 되기도 합니다. 그런 하나하나가 더해지고 덧붙여지면서 건강도 챙기고 활기, 생기도 더 얹어질 수 있습니다. 하나, 약간의 진통 효과, 약간의 최면 효과로 그치기에 십상입니다. 결코 바라던 생명력이나 원하는 면역력으로 이어지지 않고 중간에 흐지부지 흩어질 수 있습니다. 물론, 다 알면서도 그 정도에 그치고 그 수준에 머무는 것입니다. 맞습니다. 그래서 결국은 생로병사 하나로 이어지고 하나로 묶이는 것입니다. 예외를 바라지도, 예외를 위해 노력하지도 않는데 어떻게 신인류가 나타나고 ─ 나이를 초월하고 그저 그런 보통수준을 보란 듯이 훌쩍 넘어선 특별하고 소중한 사례가 되겠습니까?

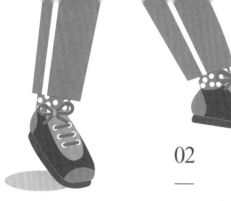

02
—

좀 특별해야 보기 드문 결과물을
가져오고, 조금은 예외적이어야
초월적인 것을 기대할 수 있다

　　　　　우리 지구에는 셀 수 없이 많은 생명들이 있습
니다. 과거에는 몇몇 탐험가들, 모험가들, 연구자들이 여기저기서 후
원을 받거나 밑천을 얻어 세상 오지, 세상 벽지를 헤집고 돌아다니며
귀한 것들을 채집하고 갈취했습니다. 지금은 고성능 카메라 덕분에,
그리고 그 하나에 매달린 무수한 사람들 덕택에 진기한 생물들의 희
귀한 진면목을 바로 곁에서 보듯이, 바로 옆에서 훔쳐보듯이 볼 수
있게 되었습니다. 교육면에서 보면 정말 고마운 일입니다. 텔레비전,
인터넷 등으로 즉석에서 볼 수 있고 언제든 관찰, 구경, 감상할 수 있
으니, 그 얼마나 고마운 일입니까?

　생명들마다 제각각 다른 모습으로 다른 생활을 하지만, 비밀 하나

쯤은 다 지니고 있고 특별한 점 한두 개는 다들 가지고 있습니다. 하나, 크게 보면 포식자와 피식자, 먹는 자와 먹히는 자로 나뉠 수 있지만, 생명이라는 측면, 피조물이라는 차원에서 보면 정말 신기하고 놀라울 뿐입니다.

거미들마다 다르게 치고 색다르게 쓰는 거미줄 하나만 해도 신기하기 이를 데 없습니다. 지구촌 어디서나 흔히 볼 수 있는 개미들의 군집 생활, 꿀벌들의 집단생활만 해도 자그마한 피조물, 미미한 생물이라는 인식을 서둘러 버리게 만듭니다. 양 떼, 소 떼가 상징이고 특징인 나라들에서는 풀밭을 보호하기 위해 아예 인공적인 살충제 등을 삼가고 꺼리기에 파리 떼 극성이 실로 귀찮고 지겨울 지경입니다. 맞습니다. 번듯한 도시 생활에서는 흔히 잊고 살기 쉽지만, 곤충들의 세상, 벌레들의 생활상만 해도 우리는 겨우 몇 퍼센트 정도만 알아차릴 뿐입니다.

한 가지는 그래도 분명한 듯합니다. 그 어떤 생명이든 한 가지 이상의 비밀스러운 점, 특별한 점을 지녀야만 겨우 연명할 수 있거나 가까스로 살아남을 수 있습니다. 그 흔한 기생생물만 해도 그렇습니다. 모든 생명들이나 사람들이 흔히 지니고 살고 품고 살기 쉽지만 제 몸 속의 일이기에 제대로 볼 수 없고 제대로 알아챌 수 없습니다.

그 하나만으로도 모든 생명들의 특별한 점, 비밀스러운 구석을 쉽게 알아차리게 됩니다.

맞습니다. 사람이 만물의 영장일 수 있는 이유도 아마 그런 점 덕분이고 그런 구석 때문일 것입니다. 뭔가 특별하고 어딘가 비밀로 가득하기에 생각하는 동물, 사색하는 존재로 모든 피조물의 지킴이가 되고 모든 생명의 리더(만물의 영장: lord of the creation)가 될 수 있었을 겁니다.

얼마나 확신하며 삽니까? 어느 정도로 우리 몸, 우리 생명의 수수께끼 같은 은밀한 구석들을 알아채고 있고 특별한 점들을 대강이라도 헤아리며 삽니까? 태어나며 3백여 개 안팎이던 뼈들이 자라면서 이리저리 합쳐지고 맞붙어서 나중에는 2백여 개 안팎이 된다는 사실. 사람이 아무리 유별나고 대단해 보여도 모든 포유류처럼 7개의 목뼈(경추[頸椎]: cervical vertebrae)를 지니고 산다는 것. 코끼리, 기린, 고래 등이 사람처럼 7개의 목뼈를 지녔다는 사실. 포유동물에 속하지만 나무늘보(두발가락나무늘보는 6개, 세발가락나무늘보는 9개)나 박쥐 종류(23개 안팎)는 좀 다릅니다.

우리의 목뼈(경추[頸椎]: Cervical vertebrae)를 하나씩 잘 살피면 아주 흥미롭습니다. 첫 번째는 머리를 떠받치는 환추(環椎: atlas), 두 번째는 축추(軸椎: axis)인데 첫 번째가 자유롭게 돌아가도록 하며 말 그대로 축(軸: 굴대, 대들보) 역할을 다합니다. 첫 번째 환추는 '평생 하늘을 어깨에 메게 된 그리스 신화 속의 거인 아틀라스'와 견줘집니다. 참으로 거창한 이름입니다. 우리 머리를 하늘에 빗댄 것입니다. 그리고 환추의 역할을 거인 아틀라스의 평생 고역, 평생 천벌에 견준 것입니다.

신기한 구조이며 기능인 첫째, 둘째는 다른 말로 각각 고리뼈, 중쇠뼈라고도 합니다. 그리고 목뼈 전체와 흉추를 연결하여 튼튼한 척추가 되게 하는 일곱째 목뼈는 솟을뼈라고도 부릅니다. 고개를 끄덕이는 움직임은 고리뼈가 담당합니다. 머리를 가로젓거나 갸웃거리는 움직임은 중쇠뼈가 주로 담당합니다. 좀 더 자세히 말하면, 고개 끄덕임은 고리뼈와 뒤통수뼈(후두골[後頭骨]: 두개골[頭蓋骨: cranium]의 하나) 사이의 관절인 고리뒤통수관절(atlanto-occipital joint)의 굽힘과 폄 운동에 달려 있습니다. 머리 가로젓기나 갸웃거림은 고리뼈와 중쇠뼈 사이의 관절인 고리중쇠관절(atlanto-axial joint)의 움직임에 달려 있습니다. 물론, 척추 자체의 자유로운 움직임이 어느 정도 환추와 축추를 도와 — 고개를 끄덕이고 머리를 가로젓거나 갸웃거리는 일에 기여합니다.

생각할수록 신기합니다. 첫째 환추의 고개 끄덕임 돕기는 예의, 호응, 격려, 맞장구, 찬성, 허락, 수긍, 긍정 등과 직간접으로 이어집니다. 둘째 축추의 머리 가로젓기와 갸웃거림은 부정, 반대, 불신, 의심, 망설임, 불확실 등과 이어지고 유보, 신중, 호기심, 궁금증, 탐구심 등과도 이어집니다. 얼마나 신기합니까? 첫째 목뼈는 무수한 긍정, 동감, 호응 등과 이어집니다. 그 하나만 잘해도 그 어떤 공동체 생활에서나 성공할 것입니다. 상냥하고 예의 바르고 온유하고 붙임성 있다는 말을 들을 것입니다. 둘째 목뼈는 분명한 의사 표현이나 신중한 태도 등을 나타냅니다. 이성적이고 합리적인 삶을 사는 일에 꼭 필요한 요건이고 바탕입니다.

맞습니다. 우리 몸의 신기한 점들, 신비스러운 점들, 알 수 없는 점들을 생각해서라도 우리 각자는 좀 더 특별해질 필요가 있습니다. 그렇습니다. 그저 걸음마 반복이고 아장걸음 연속에 불과한 보통의 운동, 보통의 노력 정도에서 조금은 나아지고 달라져야 합니다. 그래야만 자유로운 팔다리와 그에 딸린 특별한 관절과 힘줄 등을 — 더욱더 북돋우고 조금 더 강도 높게, 밀도 있게, 성의 있게 뒷받침할 수 있습니다. 우리 뇌가 하는 일들, 우리 신경망이 하는 일들, 우리 자율신경계, 우리 중추신경계 등이 하는 일들, 맡은 일들을 생각해서라도 우리 또한 보다 나아지고 보다 특별해질 필요가 있습니다.

맞습니다. 모세걸음으로 그런 요건, 그런 책무를 하나씩 해결해 나갈 수 있습니다. 모세생명요가로 그런 엄중함, 그런 시급함을 하나 씩 채워가고 더해갈 수 있습니다. 우리의 생명력과 면역력, 우리의 정신력과 분별력 등은 모두 우리의 체력으로부터 나옵니다. 우리 몸의 힘이 뒷받침합니다. 그렇다면 그 힘은 대체 어디서 나옵니까? 자유로이 해낼 수 있고 뜻대로 해낼 수 있는 온갖 몸동작, 몸놀림 등이 그 원천이고 그 바탕입니다.

맞습니다. 모세걸음은 우리의 하체를 눈에 띄게 북돋우고 뒷받침합니다. 모세생명요가는 우리의 상체 전체, 하체 전체를 더 자유롭게, 더 부드럽게, 더 힘차게 해줍니다. 보통의 걸음걸이로는 모세걸음을 도저히 따라잡을 수 없습니다. 보통의 건강 챙기기 노력으로는 모세생명요가의 효능을 절대로 뒤쫓을 수 없습니다. 그 어떤 운동으로 모세걸음의 놀라운 효과를 볼 수 있겠습니까? 그 어떤 노력들로 모세생명요가만이 해낼 수 있는 기적 같은 일들을 흉내라도 낼 수 있겠습니까?

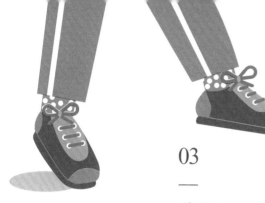

03
—
샘물도 그 수량이
충분해야 풍족한 느낌을 주고
안심할 수 있다

할 바에는 매일 해야 합니다. 할 바에는 어느 정도 강도 있게 밀어붙여야 합니다. 운동은 언제나 '좀 힘들다. 좀 고되다. 좀 벅차다.' 는 정도까지 밀어붙여야 합니다. 과학적으로 입증된 공식입니다.

그저 기운대로만 하면 가랑비 맞기에 불과합니다. 그저 기분이 좋아지고 몸이 좀 풀릴 정도로만 하면 가뭄의 단비 정도에 그쳐 한 철 농사를 지을 정도의 수량에는 한참 못 미칩니다. 쉬는 날, 날씨 괜찮은 날, 아니면 행사 삼아서 하는 갑작스러운 운동이나 한 번에 확 몰아서 하는 운동 등은 그저 소나기 철의 호우나 집중호우 정도라서 늘 같은 건강, 늘 만족스러운 체력 정도에는 한참 못 미칩니다.

이왕 할 바에는 숨을 쉬듯이 하고 피가 순환하듯이 하고 맥박이 끊임없이 이어지듯이 해야 맞습니다. 그래서 출퇴근 시간에도 모세걸음을 걷고 그래서 의자에 앉은 상태에서나 누워 쉬는 상태에서라도 틈틈이 모세생명요가의 기본자세들을 연습하고 반복하는 것입니다. 내 몸 내가 챙기는 일입니다. 내 건강 내가 알아서 채우고 북돋우고 기르는 일입니다. 몸이 다 알아서 채워줍니다. 우리 뇌가 다 알아서 하나하나의 틀에 맞게 이어주고 높여주고 채워주고 — 그리고 결국에는 자유로운 단계, 힘찬 단계, 호흡과 순환에 걸맞을 정도로까지 끝없이 끌어올립니다. 퇴행을 막고 나이 먹는 일을 멈춰주고 또래의 뒷걸음질과 내리막길 내달리기를 아예 멀리 내쫓아줍니다. 그래서 청년 이상의 기력, 장정 이상의 체력을 지니도록 보장합니다.

북극곰 어미의 젖은 35%가 고농도 지방질입니다. 그래서 손바닥 크기의 갓 태어난 곰들이 어미의 겨울잠이 끝나기 전에 10배 이상으로 몸무게가 늘어나게 됩니다. 그래야만 혹독한 북극의 환경에서 생존할 수 있습니다. 맞습니다. 조물주는 모든 생명 안에 일정한 공식을 새겨두었습니다. 지구 공기가 8할 가까운 질소와 2할 가까운 산소로 이뤄져 있기에 모든 생명이 그 산소에 기대서 살아갈 수 있습니다. 그런 오묘한 공식으로 인해서 지구에는 생명들이 넘쳐나게 된 것입니다. 생명이 있기에 푸른 별이고 살아 숨 쉬는 별입니다. 지구 행성의 태양계 내 위치 또한 오묘하고 지구와 달의 관계 또한 신비롭습니다. 알맞은 위치, 적절한 관계 ― 그 두 요건이 딱 들어맞아서 지구는 오늘처럼 인류의 터전이 되고 무수한 생명의 보금자리가 되었습니다.

맞습니다. 그 어떤 몸동작, 몸놀림이든 생명유지, 생명 연장과 직결됩니다. 생명은 모든 요건, 모든 구성요소의 총합이고 총화이기에 어떤 운동, 어떤 활동이라도 생명현상, 생명 연장과 이어집니다. 그러니 기분전환이라는 말이나 건강증진이라는 말이나 체력보강이라는 말 등은 너무 한가로운 표현이고 너무 어수룩한 익살입니다. 우리 몸의 자율신경계, 중추신경계를 어느 정도 북돋우고 직간접으로 도와서 결국에는 오묘한 기능들, 신비스러운 현상들을 좋아지게 하고 나아지게 하는 것입니다.

왜 주저합니까? 한 팔 뒷짐 지고 걷는 일. 두 팔을 등 뒤에서 맞잡아 허리를 펴고 그리고 흉곽을 이루고 흉강을 이룬 것들을 은근히 도와주는 일. 두 넓적다리를 양반다리, 책상다리 이상으로 새끼 꼬듯이 꼬고 엮어서 부처님 가부좌로 격을 높여가는 일, 세기를 끌어올리는 일. 그런 일들이 생명현상과 이어지고 생명유지, 생명 연장과 이어지는데 어째서 어색해하고 난감해합니까?

무엇이 진정한 효심입니까? 무엇이 진정한 감사입니까? 귀한 생명이라면 당연히 귀하게 쓰고 귀하게 간직해야 맞습니다. 물려받은 생명이고 이어받은 목숨이라면 마땅히 고이고이 잘 간수 하고 잘 보존해서 어떻게 해서든 최고의 상태, 최상의 단계로 이끌고 끌어올리고 드높여야 맞습니다.

맞습니다. 옹달샘이나 가뭄에 말라붙는 우물은 여러 생명들을 끌어들일 수 없고 지켜줄 수 없습니다. 비 오면 차고 가물면 말라붙는다면 그저 뜨내기 날짐승, 들짐승이나 가끔 오갈 수 있을 것입니다. 귀찮게 굴고 부산하게 구는 파리 떼, 각다귀 떼나 모여드는 샘물이라면 초라한 도랑물만도 못합니다. 지저분한 시궁창만도 못합니다.

다들 건강 하나 잘 챙기고 건강 좀 잘 지키겠다면서도 정작 운동량은 그저 그릇 밑바닥을 적시고 구멍 난 곳에 껌을 붙이는 정도, 금이 간 곳에 종이를 붙이는 식으로 그칩니다. 맞습니다. 그저 숨이 좀 가빠지는 정도, 땀을 좀 흘리는 정도, 단체 활동에 좀 끼어들고 그래서 사회성, 붙임성을 좀 재확인하는 정도에 그칩니다. 다시 말해서, 생명현상을 돕고 생명 기능을 북돋우고 생명의 비밀, 생명의 수수께끼를 은근히, 넌지시 돕는 수준까지는 못 미칩니다.

내 몸을 바라보면서 흉곽 안의 허파와 심장이 얼마나 고되게, 얼마나 철저하게 운동하는지를 생각해 보았습니까? 내 몸을 움직이면서 내 몸 안의 여러 비밀이나 내 두뇌 안의 알 수 없는 일들을 조금이라도, 잠깐이라도 상상해보고 짐작해보며 고마워한 적이 있습니까?

만물의 영장이니 최소한 여타의 피조물들과 조물주 사이에서 아주 특별한 일들을 해내야 맞습니다. 덩치에 비해 뇌 크기가 가장 크고 뇌 주름이 가장 복잡하다니, 그에 맞춰서 생각의 뿌리가 생명 자체에 맞닿고 감사, 감상, 감회의 크고 작은 줄기가 최소한 생명 자체의 큰 비밀, 생명 자체의 큰 수수께끼 정도에 이르러야 합니다.

평소의 건강 챙기기는 그저 매일의 식수를 마련하는 정도일 것입니다. 그 이상으로 나이로 인한 생명의 배 구멍 늘기나 자연적으로 생기는 쇠락과 퇴행 등은 결코 막지 못할 것입니다.

'나이로 인한 미끄럼과 하방운동을 막으려면 최소한 나이가 끼치는 부정적 요인들 총합의 5배 정도 이상으로 무섭게 운동해야만 어느 정도 가능하다.'는 말이 있습니다. 쉽게 말해서 '덜 늙고 안 늙으려면 평소의 건강 챙기기 운동의 5배 정도로 늘려야 한다.'는 말과 같습니다.

그러려면 그 누구도 쉽게 배겨내지 못할 것입니다. 우선 시간을 내기 쉽지 않고 시간이 난다고 해도 기운이 달려서, 체력이 모자라서 감히 그 5배 분량을 다 채우기 어려울 것입니다. 그리고 작심삼일로 그치기에 십상일 것입니다. 아마도, 다들 '차라리 나이 먹고 말지, 뭐. 나만 늙나? 다 늙어 꼬부라지는 판에 무슨 수로 나만 독야청청(獨 也靑靑) 한다는 말인가?' 라며 손사래(손살)를 치고 말 것입니다.

하나, 모세걸음 하나면 대부분의 책무, 대다수의 요건을 충족할 수 있습니다. 모세생명요가 하나면 다가갈 수 없는 비밀의 문 열쇠도 쥐고 풀 수 없는 수수께끼들도 어느 정도 풀어낼 수 있습니다. 호흡 과 순환 사이의 비밀스러운 관계 하나만 잘 풀어내고 잘 북돋워도 — 생명이 품고 지닌 비밀들, 생명이 숨기고 감춘 수수께끼 같은 암호들 을 웬만큼 해결해낼 수 있습니다.

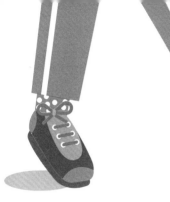
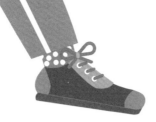

04
—
숲이 크면 클수록 캘 수 없는
비밀 또한 많다

모든 두뇌는 신기합니다. 아무리 자그마한 생물이라도 일단 두뇌가 있으면 영악하고 노련합니다. 그래서 두뇌의 크기 정도로 영리함을 판단하기도 합니다. 그런 무수한 두뇌 중에서도 사람의 두뇌는 알 수 없는 비밀들, 풀 수 없는 암호들로 가득합니다.

문어의 영리함이나 메기, 뱀장어, 가물치 등의 끈질긴 생명력은 이미 잘 알려진 사실입니다. 특정 동물을 오래 관찰하고 연구한 이들에 따르면 의외의 동물들이 의외의 영리함을 지닌 경우가 허다합니다. 거울을 들여다보며 제 모습, 제 행동을 알아채는 동물들도 의외로 많습니다. 특이한 동물들을 애완동물이나 반려동물로 삼은 이들은 남들이 모르는 의외의 영특함을 발견하기도 합니다. 두뇌가 있는 한 그 두뇌의 비밀스러움이 가득하기 마련입니다. 영장류의 영리함은 물론이고, 앵무새 종류나 까마귀 종류의 영리함이나 특이한 구애 활동을 하는 동물들은 아직도 미궁 속이거나 겨우 조금만 드러났을 뿐입니다.

맞습니다. 우주의 무수한 비밀 못지않게, 우리 태양계 행성들의 숨겨진 사실들 못지않게 지구의 상당 부분을 차지하는 우리의 바다도 엄청난 비밀을 지니고 있습니다. 고생하며 관찰하고 탐구하는 이들 덕분에 조금씩 드러나기는 하지만 아직도 겨우 몇 퍼센트 정도에 미칠까 말까 한 수준입니다.

그저 극단적이고 예외적인 이들의 기이한 행동에서 조금씩이나마 우리 두뇌(頭腦: brain)의 비밀을 엿보고 어림짐작할 수 있을 뿐입니다. 사전적으로는 그저 단순히 '두개골 속에 보호되어 있으며 중추신경계 대부분을 차지하고 특정한 다수의 신경 세포가 집합하여 온몸의 신경을 지배하고 있는 부분'일 뿐입니다. 온몸 신경망, 온몸 신경 체계의 중추이고 사령탑이라는 정도로 설명합니다. 하나, 구체적이고 실질적인 역할과 기능 등으로 깊이 파고들면 너무 기기묘묘하여 쉽게 알아차릴 수도 없고 낱낱이, 샅샅이 다 헤아릴 수도 없습니다.

두뇌 하면 아직도 그저 복잡한 신경망, 비밀에 싸인 신경체계 정도로 말합니다. 두뇌 하면 아직도 수박 겉핥기식으로 넘겨짚거나 어림짐작할 뿐입니다. 우주개척시대를 말하지만 어쩔 수 없이 지구 환경 속에서 가장 그럴듯한 장소를 골라 목표 행성에 대한 것들을 연습하고 연구할 뿐입니다. 다른 행성, 다른 태양계, 다른 은하계 등으로 궁금증을 넓히면 그저 막막하고 아득할 뿐이지만, 당장 우리 뇌에 관한 지식이나 발견 또한 겨우 초기 단계, 초보 단계일 뿐입니다.

사람의 경우, 성인의 뇌 무게는 약 1,400g~1,600g 정도로 알려져 있습니다. 신경 단위인 뉴런(neuron)의 경우, 우리의 뇌는 1000억 개 정도의 뉴런을 지니고 있습니다. 가로 15cm, 너비 15cm, 깊이 20cm 등으로 셈해 볼 때 우리 뇌는 평균 1.35L 정도의 부피입니다.

우리의 신경계는 중추신경계(中樞神經系: central nervous system)와 말초신경계(末梢神經系: peripheral nervous system)로 요약됩니다. 말 그대로, 중추신경계는 신경 단위인 뉴런의 집결지로 신호전달의 중심입니다. 안팎의 자극들을 종합하고 분석하여 적절히 반응하고 대처하도록 합니다. 중추신경계는 두개골(머리뼈) 안의 뇌와 척추뼈 안의 척수(脊髓)로 요약됩니다.

우리의 뇌는 체중의 2% 정도에 불과하지만 총 산소 소모량의 20% 정도를 소비합니다. 그리고 우리 심장의 좌심실에서 출발하는 동맥혈의 20% 정도가 뇌로 흐릅니다. 그 하나만 보아도 우리 뇌가 우리 몸의 중심이고 우리 신경망의 총 사령탑임을 알 수 있습니다. 그만큼 우리 뇌는 활발히 활동하며 우리가 어엿한 생명일 수 있도록 합니다.

우리의 뇌는 크게 나눠 네 부분으로 이뤄져 있습니다. 대뇌, 소뇌, 간뇌(間腦[사이뇌, interbrain]: 시상, 시상하부), 뇌줄기(뇌간[腦幹, brainstem]: 중뇌[중간뇌], 뇌교[다리뇌], 연수[숨뇌, 숨골]) 등이 바로 우리 뇌의 네 부분입니다. 네 부분이라고 해도 모두가 우리 생명현상의 중추 역할을 하기에 그 경중(輕重)이나 우선 순위를 정할 수 없습니다.

대뇌(大腦[큰뇌]: cerebrum)는 좌우의 반구로 나뉘어 있습니다. 그 표면에는 많은 주름이 있어 표면적이 아주 넓습니다. 대뇌의 바깥쪽인 겉질은 회색질(신경세포가 운집한)이고, 속질은 백색질(신경섬유가 운집한)입니다. 대뇌 기능의 대부분(기억, 추리, 판단, 언어, 감정 등)은 겉질에서 이뤄집니다.

대뇌 겉질은 ①전두엽(前頭葉[이마엽]: frontal lobe), ②측두엽(側頭葉

[관자엽]: temporal lobe), ③두정엽(頭頂葉[마루엽]: parietal lobe), ④후두엽(後頭葉[뒤통수엽]: occipital lobe) 등 네 개의 엽(葉: lobe: the four major lobes of the cerebral cortex in the brain)으로 이뤄져 있습니다.

두 개의 반구로 이뤄진 대뇌는 부위에 따라 ①대뇌겉질, ②대뇌속질, ③대뇌핵(大腦核: basal ganglia, basal ganglion[기저핵; 基底核]: 미상핵, 렌즈핵, 전장(前障), 편도핵의 네 가지) 및 ④대뇌변연계(大腦邊緣系[둘레계통]: limbic system; 대뇌피질과 시상하부 사이의 경계인 귀 바로 위쪽 혹은 측두엽의 안쪽에 위치; 해마[hippocampus], 편도체[편도핵, amygdala, amygdaloid nucleus: 아몬드 모양의 뇌 부위로 공포자극을 공포반응으로 연결], 시상앞핵[anterior thalamic nuclei], 변연엽[limbic lobe], 후각신경구[olfactory bulbs] 등으로 이뤄져 감정, 행동, 동기부여, 기억, 후각 등을 관장)로 구성되어 있습니다.

대뇌의 뒤쪽 아래에 있는 소뇌(小腦[작은뇌]: cerebellum) 또한 대뇌처럼 좌우 두 개의 반구로 나뉩니다. 소뇌는 대뇌와 더불어 골격근 조절 같은 수의운동(隨意運動: voluntary movement)을 관장하며, 자세와 균형 같은 우리 몸의 주요 동작을 주도합니다.

간뇌(間腦[사이뇌]: diencephalon, interbrain)는 대뇌 반구와 중뇌 사이

에 있기에 사이뇌라고도 하는데, 시상과 시상하부로 나뉩니다. 시상 (視床: thalamus)은 감각기관의 정보를 대뇌의 적절한 중추로 전달하는 중개역할을 맡습니다. 시상하부(視床下部: hypothalamus)는 자율신경계의 조절역할 중추(체온, 혈당량, 삼투압 등을 조절)로 우리의 지속적인 생명유지에 중요합니다. 시상하부 아래에는 다른 내분비샘(內分泌腺[내분비선]: endocrine gland)의 활동을 조절하는 뇌하수체(腦下垂體: pituitary gland, hypophysis)가 있습니다.

뇌의 맨 밑을 차지한 뇌줄기(뇌간[腦幹]: brainstem)는 ①중뇌(中腦[중간뇌]: mesencephalon), ②뇌교(腦橋[다리뇌]: pons), ③연수(延髓[숨뇌, 숨골]: medulla oblongata)로 이뤄져 있습니다. 말 그대로 뇌의 줄기입니다. 호흡운동, 심장 활동, 소화작용 등 생명유지에 필수적인 신경들이 모여 있습니다. 중뇌(중간뇌: 제일 작은 크기의 뇌)는 간뇌(사이뇌)와 뇌교(다리뇌) 사이에 위치하며 자극의 전달통로 역할을 맡습니다. 소뇌와 함께 몸의 균형을 맡으며 안구운동, 홍채운동 등의 중추 역할을 다 합니다.

뇌줄기의 하나인 뇌교(다리뇌, 교뇌)는 중뇌(중간뇌)와 연수(숨뇌, 숨골) 사이에 있습니다. 신경섬유가 많이 모여 있기에 부피가 자연히 커져 앞쪽으로 돌출되어 있습니다. 이름 그대로, 뇌교는 소뇌와 대뇌 사이에서 정보전달을 중계하며 다리 같은 일을 다 합니다. 호흡조절중추가 있어 호흡운동에도 관여합니다. 뇌줄기와 척수의 이음매 역할을 하는 연수(숨골)에서 뇌와 척수 사이를 잇는 신경들이 교차하기에 — 대뇌의 좌반구는 몸의 오른쪽을 맡게 되고, 대뇌의 우반구는 몸의 왼쪽을 맡게 됩니다. 숨골로도 불리는 연수는 그 이름처럼 심장박동, 호흡운동, 소화 운동, 소화액 분비, 혈압조절 등을 맡습니다. 뿐만 아니라 연수(숨골)는 구토, 기침, 재채기, 딸꾹질, 하품, 침 분비, 눈물 분비 같은 반사작용의 중추이기도 합니다.

사실, 우리는 주위의 이런저런 질병과 질환자 등을 통해서 우리 뇌의 중요성을 어느 정도 잘 알고 있습니다. 가장 흔히 듣는 말들이 바로 뇌경색(腦梗塞: cerebral infarction), 뇌졸중(腦卒中: stroke), 뇌출혈(腦出血: cerebral hemorrhage) 같은 것들입니다. 중풍이니 마비니 뇌사니 식물인간이니 혼수상태니 하는 말들 또한 우리 주위에 늘 존재하는 편입니다.

또한, 건망증, 기억력 감퇴, 치매, 파킨슨병 등도 알고 보면 우리 뇌의 중추 역할과 직간접으로 이어져 있습니다. 요즘은 어린 나이에도 뇌와 관련된 질환들, 증세들에 시달리는 수가 많습니다. 인지력 장애, 주의력결핍과잉행동장애(ADHD), 뇌성마비(腦性麻痺: cerebral palsy), 뇌전증(腦電症[간질]: epilepsy), 뇌종양(腦腫瘍: brain tumor) 등을 비롯하여 각종 내분비 이상증세까지 — 실로 우리 뇌와 관련된 질환들, 증세들, 문제들, 고통은 헤아릴 수 없을 지경입니다.

뇌 조직의 이상, 뇌 신경의 이상, 뇌 기능의 이상 등이 문제의 핵심일 수 있지만, 우리 몸의 비밀스러운 부분, 우리 신경계의 감춰진 부분 등이 복잡하게 연결된 일종의 복합현상이고 연쇄 현상일 수도 있을 것입니다. 어쨌거나, 우리는 아직도 우리 뇌에 대해서 풀어야 할 숙제들이 많습니다. 어쩌면, 인류의 눈부신 업적을 기다리는 마지막 미로(迷路: maze, labyrinth)이고 미궁(迷宮: mystery)일 수도 있습니다.

전신마취와 기억력 감퇴 여부, 전신마취와 영유아의 인지력 장애 및 주의력결핍과잉행동장애(ADHD) 증세, 전신마취와 퇴행(예: 치매) 증세 등 — 마취를 두고 왈가왈부하는 일들 또한 결국은 우리 뇌와 직간접으로 이어져 있습니다. 모든 종류의 마취제에 신경계 독성이 있다는 기정사실(旣定事實: established fact, settled matter)에 뿌리를 둔 당연한 염려들입니다. 나이가 어릴수록, 전신마취가 반복될수록, 수술시간이 길어질수록 — 뇌 신경에 미치는 영향이 커질 가능성이 있다는 이유 있는 걱정들입니다.

큰 수술을 위한 전신마취는 잠깐이지만 우리 몸을 뇌사나 식물인간 같은 상태로 내몹니다. 전신마취에 근육이완제라도 더하면 폐를 비롯한 호흡기 관련 근육들이 이완되어 자가 호흡이 불가능해지고 인공호흡에 매달려야 합니다. 맞습니다. 혼수상태나 식물인간 상태 등을 눈여겨보면 우리 뇌의 막중한 역할을 절대 간과할 수 없습니다. 혼수(昏睡: coma) 혹은 혼수상태(昏睡狀態: 보통 완전한 각성상태가 아닌 경우를 통칭)는 의식을 잃고 인사불성이 되는 일입니다. 의식장애(예: 부르거나 뒤흔들어 깨우는 등 외부의 자극에도 반응이 없고 반사작용도 거의 없는 등) 중 가장 심한 경우입니다.

혼수상태에서는 혼수의 원인 제거 여부에 따라 여러 갈래로 나뉘게 됩니다. 즉, 정상으로 회복될 수도 있고, 뇌에 치명적인 손상이 생겨 장애가 남을 수도 있습니다. 불행한 경우, 식물인간(植物人間[a vegetable]: 뇌줄기 기능은 정상적이나 대뇌 기능이 상실된 경우) 또는 뇌사(腦死[brain death, cerebral death]: 대뇌와 뇌줄기를 포함한 모든 뇌의 기능이 상실된 경우)로 이어질 수도 있습니다.

당연한 말이지만, 뇌사자는 사고 기능을 포함한 모든 뇌 기능이 정지됐기에 어떤 반응도 보일 수 없습니다. 뇌사의 경우, 인공호흡기나 생명유지장치를 신속하게 부착하면 일정 시간 생명 연장이 가능하지만 보통 1~2주 후 심장이 멎습니다. 뇌사의 원인질환에는 뇌경색, 뇌출혈, 뇌졸중, 중추신경계 감염 등이 있습니다. 식물인간은 뇌손상이 심할 경우 생기지만 모든 뇌 기능이 정지된 뇌사와는 다릅니다. 즉, 신진대사 기능이 남아 있기에 소화, 호흡, 순환, 혈압 등은 정상상태를 유지합니다. 그래서 영양분만 제대로 주입하면 길게는 수년 동안 생명 연장이 가능하기도 합니다. 하나, 뇌 기능이 소실됐기에 의미 있는 행동을 하거나 적절한 반응을 보일 수는 없습니다.

우리 뇌의 무게는 남성이 1,350~1,450g, 여성이 1,200~1,250g 정도입니다. 남녀의 뇌 무게 차이에서 보듯이 머리 혹은 뇌의 크기와 지능은 아무 상관이 없습니다. 물론, 인류의 진화과정과 뇌 용량 크기의 변화 사이에는 밀접한 관계가 있습니다. 진화과정을 통해 현생인류의 뇌 용량이 2~3배나 커졌다는 사실은 숨길 수 없는 사실입니다. 하나, 지능과 직결된 부분은 오히려 대뇌피질의 차이일 수 있습니다. 대뇌피질은 대뇌 표면의 회백질로 이루어진 부분인데, 언어이해 영역인 측두엽(대뇌피질 옆부분)이 크고 학습과 판단 등의 영역인 전두엽(대뇌피질 앞부분)이 많이 접혀 있는 경우, 아무래도 지능이 높을 수 있다는 것입니다. 실제로, 대뇌피질 두께와 지능지수(IQ)에 관한 연구들도 있습니다. 미국 국립정신건강연구소가 어린이를 대상으로 대뇌피질의 발달 과정을 조사했는데, 지능지수가 평균보다 높은 아이들은 7세 정도까지 대뇌피질이 매우 얇았고 12세가 되면서 급속도로 두꺼워지는 경향을 보였습니다. 반면, 지능지수가 평균인 아이들은 처음부터 대뇌피질이 두꺼운 편이었습니다. 얇은 대뇌피질이 두꺼워지는 과정에서 지능지수가 점차 발달한다는 것입니다.

대뇌(큰뇌), 소뇌(작은뇌), 간뇌(사이뇌), 뇌간(뇌줄기) 등으로 4분 되는 우리 뇌 구조 중 시상하부(視床下部: hypothalamus)와 함께 간뇌에 해당하는 시상(視床: thalamus)은 후각 이외의 모든 감각자극이 모이는 곳입니다. 시각, 청각, 피부감각 등의 경우, 시상이 정보를 통합해 대뇌의 적절한 부위로 보냅니다. 불필요한 자극은 차단하고 중요정보만 대뇌로 전합니다.

우리 뇌에 대해 좀 장황하게 열거했지만, 알 수 없는 것들이 어디 우리 두뇌 구조, 두뇌 활동뿐이겠습니까? 우리 몸의 복잡하고 미묘한 호르몬 분비와 관련된 내분비계통(內分泌系統: endocrine system)으로 들어가면 우리 뇌에 관한 것들 이상으로 복잡해집니다. 호르몬 분비와 연결된 내분비 기관들은 물질대사, 생장, 조직 등은 물론이고 기분까지 통제합니다. 호르몬은 세포 외 전달물질이라 운반통로가 따로 없기에 — 혈액이나 림프관 속으로 스며들어 이동하여 표적기관에 도달한 후 적절히 작용합니다. 하여튼, 우리 몸, 우리 생명에 대한 것들은 그 어떤 것보다도 비밀이 많습니다.

여기서 핵심은 모세걸음을 통해서 우리 뇌를 좋은 방향으로 이끌 수 있다는 것입니다. 힘찬 걸음을 지속하다 보면 우리 몸의 구석구석이 몰라보게 좋아지고 나아져서 결국은 우리 뇌의 역할과 기능에까지 크고 작은 영향을 미친다는 것입니다. 맞습니다. 몸이 달라지고 움직임이 달라지면 덩달아 우리 뇌 또한 달라집니다. 하나의 좋은 점, 좋은 방향이 우리 몸의 비밀스러운 일들을 타고 모든 일의 핵심이고 중추인 우리 뇌에까지 큰 변화를 가져온다는 것입니다.

여기서 핵심은 모세생명요가입니다. 쉬던 구석, 잠자던 부분, 너무 오래 방치된 채 마냥 내리막길만 걸은 신경들이 모세생명요가의 진전과 도약에 따라서 차츰차츰 기지개를 켜게 되고 급기야 왼손, 오른손을 똑같이 자유롭게 쓰듯이 우리 몸 전체를 자유롭게, 힘차게 사용할 수 있습니다. 그렇게 되면, 비밀에 싸인 우리 뇌까지도 뒤따라오고 우리 신경계까지도 알아서 뒤쫓아 오게 마련입니다.

우리의 의사, 결심, 각오, 판단, 확신 등은 모두 우리 뇌의 부추김이고 우리 뇌의 시킴입니다. 뇌가 명령하여 그렇게 됩니다. 뇌가 여러 관련 기관과 협동하여 그렇게 시키고 그렇게 부립니다. 물론, 좋게 풀린 경우일 수도 있습니다. 우리 뇌가 평소의 게으름, 변명하는 버릇, 꾸물대는 습관, 미적거리는 심리 등에 더 좌우되어 — 새롭고 힘겹고 쉽게 싫증이 날 만한 것에는 아예 시도, 접근조차 못 하게 한다면, 아무리 좋은 것이라도 괜한 짓이 될 것입니다. 아무리 좋은 말이라도 헛수고가 될 것입니다. 아무리 참된 것을 주어도 가짜나 쓰레기가 될 것입니다.

숲이 크면 비밀도 많습니다. 우리 뇌가 바로 그런 예입니다. 하는 일이 막중하다 보니 자연히 비밀스럽습니다. 하나, 뜻대로 움직일 수 있는 부분들을 힘껏 움직이고 뜻대로 되는 부분들을 최대한 끌어올리면, 그 복잡한 우리 뇌도 결국에는 좋은 방향으로 합류하고 협력하여 더 건강한 몸, 더 생동감 넘치는 나날로 이어줄 것입니다. 맞습니다. 우리 뇌만 뒤따라오게 한다면 나머지는 순식간에 해결되고 한꺼번에 도약합니다. 작은 시도인 모세걸음, 작은 변화인 모세생명요가를 통하여 — 건강한 몸과 건강한 정신, 힘찬 활력과 알찬 나날이 오케스트라의 멋진 협화음(協和音[어울림음]: consonance)처럼, 현과 울림통이 만들어내는 환상적인 공명(共鳴: resonance)처럼 그렇게 한데 잘 어우러지기를 바랍니다.

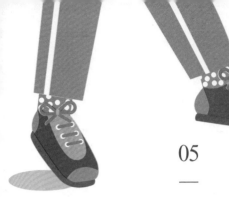

05
—
경이롭지만, 이해할 수 없고 한없이 부럽지만 다가갈 수 없는 경지

생명은 끝없는 투쟁입니다. 먹지 않으면 죽습니다. 생명이 가장 싫어하고 두려워하는 것, 가장 낯설어하고 무서워하는 것 — 그것은 생명의 정반대 편인 죽음이고 생명체의 맨 끝을 장식하는 주검입니다. 나이는 세월이기도 하고 순간이기도 합니다. 아무리 긴 세월을 살아도 다들 순간이라고 여깁니다. 무슨 말입니까? 백 살을 살았어도 죽음의 순간, 주검이 될 일을 생각하면 알 수 없는 두려움 때문에 시간개념이 순식간에 변합니다.

하필이면 최악의 환경 속에서 대를 이어가며 살아가는 동물들, 생물들은 또 어떻습니까? 영하 40도의 혹한 속에서 살아가는 티베트 고원의 산양들. 왕복 9천여 km를 비행하며 보금자리를 옮기는 철새들. 수심 1km 안팎을 맴돌며 먹이 사냥을 하는 고래들. 남극의 견딜 수 없는 혹한과 악조건을 피하기는커녕 도리어 저희의 영구적인 고향으로 삼은 펭귄들. 모두가 풍부한 먹이 때문이거나 무서운 천적을 피하기 위함일 수도 있습니다.

하나, 메마른 흙 속에서 몇 개월, 몇 년을 버티며 물이 넘쳐나는 때를 기다리는 물고기도 있습니다. 얼음이 얼면 제 몸을 꽁꽁 얼렸다가 온기, 온풍에 맞춰 슬그머니 되살아나는 개구리들도 있습니다. 그러니 꼭 몇 가지 좋은 점들 때문에 생명을 걸고 큰 모험을 한다고 볼 수도 없습니다. 맞습니다. 모든 것은 그저 생명의 수수께끼, 생명의 신비스러움으로 귀결됩니다. 극한과 극한을 오가는 생명을 통해서 우리는 생명의 신비스러운 비밀과 풀 수 없는 수수께끼를 더 얻게 되고 더 지니게 될 뿐입니다.

생명의 차원을 미생물, 극소생물로 옮겨가면 그 기이함, 그 신기함은 무한대로 늘어만 갑니다. 세포의 세계, 그 세포 속의 숨겨진 세상 등으로 궁금증을 넓히면 그렇지 않아도 감당하기 힘들던 비밀과 수수께끼는 가공할 정도로 확대되고 확장됩니다.

지구는 참으로 기기묘묘합니다. 생성과정이나 현재의 안정된 모습 등을 견주며 도저히 살 수 없는 환경에서 어떤 기적적인 일들이 수십 억 년, 수 억 년 동안 켜켜이 쌓이고 쌓여서 마침내 원시 생물이 어디선가 나타나고 뒤이어 조금씩 복잡한 생물이 등장하기 시작했습니다. 숨 쉴 수 없는 독한 공기에서 서서히 숨 쉴 수 있는 공기가 들어차게 되고 그래서 지구는 드디어 생명으로 넘쳐나는 유일무이한 숨 쉴 공간, 살아갈 터전이 된 것입니다.

물론, 아직도 지구는 무수한 수수께끼를 안고 있습니다. 무생물은 둘째 치고 우선 생물 세계만 따져 봐도 우리는 이제 겨우 바닷물에서 몇 숟갈을 퍼내고 몇 국자를 덜어낸 정도일 것입니다. 말 그대로, 감춰진 비밀의 연속이고 숨겨진 암호문의 꼬리를 문 행렬입니다. 우리는 그저 깊은 바다, 그 깊고 어둡고 압력이 엄청난 곳에서까지 버젓이 살아가는 생물들을 간간이, 틈틈이 발견하며 놀라워하고 신기해할 따름입니다. 바다 깊은 곳에서 터져 나오고 솟아오르는 심해 열수구(熱水口)를 중심으로 헤아릴 수 없이 많은 종류의 생물들이 앞을 다투며 번성하는 것을 우리는 그저 놀라워만 할 뿐입니다.

심해열수구(열수 분출구)는 바다 밑의 마그마(magma)에서 데워진 뜨거운 물이 솟아나는 곳입니다. 심해 열수구에서는 수소 기체를 생산하는 황화수소, 황화철이 나오기에, 주변에는 수소를 에너지원으로 하는 원핵생물이 살아갑니다. 온도와 압력이 상상을 초월하는데도 초고온성 세균들이 보란 듯이 번성합니다. 이 때문에 지구나 다른 행성들의 생명도 심해 열수구 같은 열악한 환경, 심해 열수구와 유사한 환경에서 시작되었을 수 있다고 생각하게 되었습니다. 바로 심해 열수구 가설입니다.

심해 열수구 가설은 생명의 기원에 관한 가설들 중 과학계에서 가장 유력한 것으로 받아들이는 편입니다. 1977년의 일입니다. 무인잠수함으로 심해 열수구를 탐사한 과학자들은 생명의 기원이었을 수도 있다는 가설을 내놓았습니다. 즉, 초기의 유기물들이 심해 열수구 주위의 황철석 표면에서 생성되면서, 뒤이어 대부분의 화학적 진화 또한 심해 열수구 주변에 축적된 유기물 층에서 이루어졌다는 것입니다. 심해 열수구 유기물 층에서 일어난 반응들은 생명체 내의 대사활동과 흡사했습니다. 그래서 심해 열수구 생성물들이 초기 세포로 진화했을 것으로 본 것입니다.

우리는 이제야 남극 얼음 밑에서 살아가는 조류의 신비로운 생존 본능을 눈여겨볼 뿐입니다. 우리는 이제야 깊은 동굴 같은 열악한 환경에서도 생명을 이어가는 무수한 생물들을 보며 지구 초기의 생명 탄생을 어렴풋이 짐작합니다. 그래서 전에는 무심히 지나치던 곳들이 지금은 지구 생명 탄생의 비밀을 지닌 곳들로 새롭게 떠오르고 있습니다. 한 마디로, 생명 세계의 지평이 그만큼 넓혀지고 있고, 생명 탄생의 비밀에 대한 과학적 접근 또한 눈에 띄게 늘어나게 되었다는 것입니다.

식인상어로도 유명한 백상아리는 여러모로 공포 그 자체입니다. 먹이를 물어 찢고 도려내는 이빨은 무한정 공급되는 희한한 구조입니다. 평생 2만여 개의 이빨이 재생, 재공급됩니다. 가히 천혜의 포식자인 셈입니다. 백상아리가 지닌 여러 장점이나 특이점들 또한 생존본능의 하나일 뿐입니다. 지독한 생존본능이 낳은 자연스러운 결과물입니다.

하마(河馬: hippo, hippopotamus)의 땀이라고도 할 수 있는 분홍빛 분비물은 천연 자외선 차단제입니다. 악어, 코모도왕도마뱀, 코끼리, 기린, 코뿔소, 사향소 같은 덩치 큰 동물들은 우선 그 큰 몸집 때문에라도 쉽게 이목을 끕니다. 하나, 생명의 신비스럽기까지 한 생존본능은 아주 자그마한 미물들에서 더 잘 드러납니다. 구석진 곳의 거미줄 하나에서부터 열대림 깊은 곳의 식충식물들까지 ─ 만물의 영장인 사람을 능가하는 정도의 치열한 생존본능의 현장은 그 어디에나 있습니다.

바퀴벌레의 가공할 생존본능은 누구나 다 압니다. 개미의 기기묘묘한 생존 모습이나 온갖 곤충들, 벌레들의 생존 모습은 보면 볼수록 감탄을 자아냅니다. 명주잠자리 애벌레인 개미귀신(antlion)의 잔혹하고 영리한 사냥 모습은 가히 혀를 내두를 정도입니다. 오죽하면, 그 자그마한 사냥터를 개미지옥(antlion's pit)이라고 하겠습니까? 모래밭에 구멍을 파고 깔때기 모양의 집을 만든 후 그 속에 숨어서 모래구덩이에 빠지는 개미나 벌레를 냉큼 끌어들여 잡아먹기에 지옥이라는 이름까지 붙게 된 것입니다.

생물 세계의 온갖 특징들이나 특이한 모습들은 모두 생존본능 하나로 이어지고 그 하나 때문에 그런 식으로 진화한 것입니다. 쉽게 말해서, 먹고 살기 편하게 변화한 것이고 먹고 살기에 편하기에 그런 식으로 굳어진 것입니다. 낙타거미(camel spider)의 재빠른 줄달음질이나 만능공구 같은 턱, 인두턱 혹은 두 번째 턱으로 불리는 곰치(moray eel)의 특이한 목구멍 속 구조, 실지렁이처럼 생긴 분홍빛 혀를 미끼처럼 흔들어 먹이를 유인하는 악어거북의 특이한 사냥술, 입으로 물을 쏘아서 식물 위에 있는 곤충을 떨어뜨려 잡아먹는 물총고기(archer fish)의 영리한 사냥술, 물속 모래바닥에 꼭꼭 숨어서 먹잇감을 기다리는 무수한 생물들의 엉큼하고 끈기 있는 모습 등 ― 생물들로 가득한 자연 세계는 실로 먹고 먹히는 먹이사슬의 끝없는 연장이고 치열한 생존경쟁의 적나라한 현장입니다.

　그렇다면 답은 명확합니다. 만물의 영장인 사람은 모든 생물을 뛰어넘는 그 뭔가를 꼭 보여야 합니다. 생로병사의 외길에서 벗어날 수는 없다고 해도 그 단순한 철칙 속에서라도, 그 어김없는 틀 속에서라도 뭔가 피조물 세계의 꼭대기다운, 최정상다운 면모를 보여야 합니다.

모든 두뇌는 신기합니다.
숲이 크면 비밀도 많습니다.
우리 뇌가 바로 그런 예입니다.
하는 일이 막중하다 보니
자연히 비밀스럽습니다.
우리 두뇌 구조, 두뇌 활동뿐이겠습니까?

"

"

병은 의사에게 맡깁니다.
몸의 비밀은 연구자들, 전문가들에게 맡깁니다.
생명의 수수께끼 또한 오만 가지 손길들, 관심들,
현자 연하는 이들, 아는 척하는 이들에게
맡깁니다. 맞습니까?

"

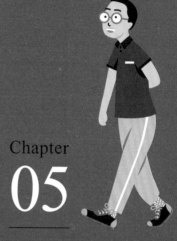

Chapter
05

세상 모든 운동은
당신을 지치게 할 뿐이다!

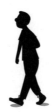

몸동작,
몸놀림 같은
우리 몸의
이러저러한 활동에도
일정한 단계가
있습니다.

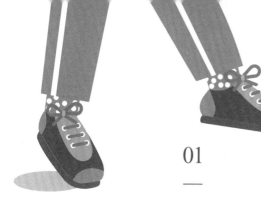

01
—

세상은 넓기도 하고 좁기도 해서
예외가 되고 선두가 된다

       말이 곧 현실입니다. 우리가 매일 내뱉는 말이 꼬리가 되고 현실이 됩니다. 무슨 말입니까? 예를 들어, 보통이라는 말, 평균, 평범이라는 말, 장삼이사(張三李四)나 갑남을녀(甲男乙女)라는 말은 곧 아무리 앞서가고 제아무리 재주를 피워도 결국은 오십보백보, 도긴개긴, 도토리 키 재기가 되기에 십상이라는 말입니다. 우리가 하는 말 속에 이미 우리가 처한 현실이 고스란히 드러나 있습니다.

    나이에 맞는 모습, 나이를 속일 수 없는 모습 등도 하나같이 엇비슷하거나 대동소이(大同小異)합니다. 각자 색다른 삶을 산다고 우기고, 각자 남다른 길을 달린다고 착각해도 결국은 외길, 외나무다리에서 만납니다.

물론, 먹지 않고는 버틸 수도, 살 수도 없지만, 너나없이 몸에 좋은 것, 체력에 보탬 되는 것, 스태미나에 도움 되는 것을 찾아서 먹고 골라 먹고 사생결단식으로 욕심을 냅니다. 생각해 보십시오. 겉으로 드러난 밥상 이외에 우리가 챙기고 훔치고 넘보는 밥상들이 그 얼마나 많습니까? 그래서 인간을 두고 개나 곰이나 유인원 같은 잡식성이라고 부릅니다. 하나, 우리의 그 잡식 안에는 경계도, 금물도, 금기도 없습니다. 몸에 좋다면 마다하지 않고 남들보다 좋게 된다면 사족을 못 씁니다.

좋습니다. 그 또한 모든 생명의 공통점이고 공통분모인 생존본능의 하나이고 결국은 적자생존의 길로 나아가는 신호탄, 상징물, 징검다리라고 생각하면 될 것입니다. 하나, 그렇다면 어디서 인간만의 고유성, 인간만의 특수성, 인간만의 예외성을 찾아낸다는 말입니까? 교육, 종교, 인격, 성품, 전통, 규범, 분별, 차별, 신념, 가치관, 인생관, 세계관 등으로 나열되는 그 무수한 성적표, 성향분석, 검증증거는 대체 무엇이라는 말입니까?

사람값 하기나 사람 티 내기. 향기 나는 종이에 싼 생선과 온갖 향신료로 감춘 생선비린내. 사람다움과 배려, 양보, 온정, 공감, 소통, 화합 같은 기본 덕목들. 맞습니다. 유유상종(類類相從)이나 초록은 동색(풀과 녹색은 같은 빛깔이라는 말로 서로 처지나 부류가 같은 사람들끼리 함께 함을 이름)이라는 말보다는 다들 각양각색(各樣各色), 백인백색(百人百色), 천차만별(千差萬別) 같은 차별화, 특수화, 개별화를 바랍니다.

어불성설(語不成說: 사리나 이치에 맞지 않는 말; 터무니없는 말). 정당한 근거나 이유를 터무니라고 하고 그래서 못마땅하면 터무니없다고 합니다. 기가 막힌다거나 어처구니없다고도 합니다. 말문이 막힌다거나 어이없다고도 합니다. 모두가 사람이면 마땅히 일정한 기준, 일정한 가치, 일정한 함량을 지니고 있다는 뜻이기도 합니다. 그래서 거울 속 모습이 확연하듯이 사람이면 누구나 비슷한 느낌, 비슷한 생각, 비슷한 반응을 보인다는 겁니다.

그렇다면 대체 어디서 나만의 길을 찾고 나 혼자만의 목표를 구한다는 겁니까? 다들 엇비슷한 길을 걷다가 비슷비슷한 모습으로 그친다면 왜들 기를 쓰고 애쓰고 사생결단식으로 삽니까? 그 많은 수고와 희생이 그저 늙고 병들어가는 전깃줄 같은 모습, 빨랫줄 같은 모양새에 합류하기 위한 것이고 동참하기 위한 것이라면 비포장도로의 그 흙먼지와 무엇이 다릅니까? 일제히 순서를 따라 일어섰다가 바람이 잦아들고 발길이 끊기면 어느새 잠잠해지는 그 흙먼지, 누군가 건드리면 질서정연하게 퍼져나가다가도 일단 고요하면 언제 그랬느냐는 듯이 시치미 떼는 물결. 인생이 고작 그 정도라는 겁니까?

노인네 티. 참으로 신기합니다. 평생 야외활동하며 그 누구보다도 건강미 넘치게, 활동량 많게 사는 이들도 나이 들면 영락없이 나이 든 티를 냅니다. 엉성한 자세, 굳은 몸놀림 등 노인만 지닐 수 있는 그런 어색하고 거북한 자세를 지니게 됩니다. 그러니 보통의 생활내용, 생활 태도 등에 분명히 무슨 문제, 무슨 곡절, 무슨 약점이 있다는 말일 겁니다.

아무리 뛰어난 극소수, 극성스러운 소수, 별난 궤적과 내용으로 이야깃거리 많은 삶을 살아도 몸가짐, 몸놀림 등이 엇비슷하다는 뜻일 겁니다. 그래서 노인의 굳은 자세, 쇠약한 모습 등을 떨쳐버릴 수 없을 겁니다. 맞습니다. 힘 빠진 걸음걸이, 평소 걷는 그 단순한 보폭, 두 팔을 아무렇게나 흔들며 걷는 갑남을녀(甲男乙女: 갑이라는 남자와 을이라는 여자라는 뜻으로 평범한 사람들을 일컬음)의 그 싱겁고 손쉬운 걸음걸이 등이 모두를 그 공통분모 속으로 내몰 겁니다. 맞습니다. 다들 백인백색(百人百色: 많은 사람들이 저마다 독특한 특색이 있음)의 삶일 거라고 여겨도 실제로는 너나없이 그저 그런 도토리 키 재기인 셈입니다.

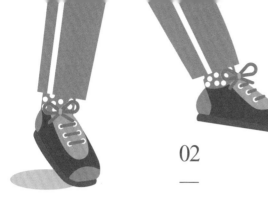

02
—

깨어남은 순환을 도와
생명력, 면역력을 도약시키고
비약시킨다

종교의 위력. 각양각색의 믿음들을 놓고 왈가왈부, 시시비비, 갑론을박하며 말이 많아도 종교는 여전히 번성합니다. 왜 그렇습니까? 인간의 종교본능이 그토록 끈덕지고 지독하다는 겁니까? 인간이 지닌 종교에 대한 미련, 종교에 대한 그리움, 종교에 대한 집착 등이 그런 결과를 낳았다는 겁니까?

여러 말 할 필요 없습니다. 그저 깨우침, 깨달음을 향한 그치지 않는 열의, 멈출 수 없는 욕망이 그런 결과를 낳았다고 말하는 편이 더 나을 수도 있습니다. 맞습니다. 더 나은 인간, 더 나은 인격, 더 나은 삶, 더 나은 차원을 갈망하는 인간 고유의 성향, 지향이 종교라는 독특한 모습으로 나타났다고 볼 수도 있습니다.

그렇다면 깨어남, 깨우기 등은 어떻습니까? 무슨 말이냐고요? 잠든 것들을 깨우고 쉬는 것들을 일으키고 눈 감은 채 졸고 있는 것들을 화들짝 놀라 일어서게 한다는 겁니다. 바로, 우리 몸을 두고 하는 말입니다. 올림픽 선수의 고된 훈련과 취미 삼아 하는 보통의 운동. 그 둘 사이에는 엄청난 차이가 있습니다. 다 압니다. 삼척동자라도 알고 낫 놓고 기역 자도 모르는 문맹이라도 다 압니다. 건널 수 없는 강 이상으로 큰 간격이 있습니다. 넘볼 수 없는 경지일 수도 있고 아예 보이지도 않는 피안의 세상일 수도 있습니다.

왜 그렇습니까? 다 같은 몸이고 엇비슷한 체력이고 대동소이한 생명인데 어째서 그런 어마어마한 차이가 났습니까? 바로 얼마나 깨우느냐에 달려 있습니다. 누가 얼마나 더 일으켜 세우고 누가 어느 정도로 깨어나게 하느냐에 달려 있습니다. 우리 몸을 두고 하는 말입니다. 각자의 근육, 뼈대, 관절, 인대, 힘줄 등을 놓고 하는 말입니다.

모든 것에는 기초, 기본 등과 상위, 상급 등이 있습니다. 호흡에도 고른 숨과 거친 숨이 있고 느린 숨과 빠른 숨이 있습니다. 수축기의 혈압과 이완기의 혈압은 다릅니다. 편히 쉬는 숨과 힘겨운 숨, 막힐 듯한 숨은 다릅니다. 그처럼 모든 일에는 함량, 정도, 단계, 강도 등이 있습니다. 몸동작, 몸놀림 같은 우리 몸의 이러저러한 활동에도 일정한 단계가 있습니다. 그리고 우리는 어떤 식이 더 좋고 어떻게 해야 더 나아지는지를 잘 압니다. 그래서 운동선수는 온종일 비지땀을 흘립니다. 그래서 메달을 따고 프로가 되고 그래서 평생의 금자탑, 평생의 자랑거리를 만들려면 어떤 식의 과정을 밟아나가야 하는지도 잘 압니다.

부러워는 합니다. 탄탄한 몸매, 힘찬 발걸음, 건강에 대한 특별한 비법, 지치지 않는 투지 같은 것을 몹시 부러워합니다. 그리고 물론 어떻게 해서 그런 경지에 이르고 어떤 식의 세월을 보냈기에 그런 정도의 놀라운 차이를 보이게 되었는지도 너무 잘 압니다. 하나, 그저 감상하고 감탄하고 부러워할 뿐입니다. 같은 생명이고 비슷한 몸인데도 그저 강 건너 불구경하듯 합니다. 최소한 보다 열심히 해서 가까이라도 가보겠다고 생각하진 않습니다.

면역 항암요법(cancer immunotherapy). 면역체계를 활성화해서 암세포에 맞서게 하는 암 치료법입니다. 1세대 세포 독성항암제(1960-70년대), 2세대 표적항암제(1999년)에 이어 3세대 면역항암제(사이언스지는 2013년 올해의 연구(breakthrough of the year)로 면역항암제를 선정)가 새 패러다임으로 등장한 것입니다. 이제 대세는 3세대 면역항암제 쪽입니다. 1924년생으로 미국 역대 대통령 중 최초로 병원에서 출생

한 제39대 대통령 지미 카터(James Earl "Jimmy" Carter, Jr.: 1924.10.1 출생)는 뇌종양 수술 후 면역항암제 처방을 받고 완치되었다고 발표했습니다. 90세가 넘은 고령임에도 암을 거뜬히 이겨낸 것입니다.

전문가들의 말대로 최근 의학의 놀라운 발전에 힘입어 완치라는 기적을 만난 것입니다. 이제까지의 암 치료 판도를 완전히 바꿀 새 항암치료의 시대가 열린 것입니다. 우리나라도 제3세대 면역 항암치료에 초점을 맞추고 있습니다. 환자의 혈액에서 추출한 면역세포를 특수 배양과정으로 크게 증폭하여 항암능력을 극대화한 후 환자에게 다시 주입하면 부작용 없이 치료됩니다. 모두를 위해 정말 반가운 소식입니다.

LED(light-emitting diode: 발광[發光] 다이오드) 전구는 경기장을 하나의 멋진 극장으로 변화시켰습니다. 크고 켜는 것이 순간적이기에 조절만 잘하면 아무리 큰 경기장이라도 기기묘묘한 구경거리, 감상 거리, 즐길 거리를 제공하는 하나의 멋진 공연장으로 만들 수 있습니다. 그렇습니다. 하나의 작지만 놀라운 변화가 그 쓰임새를 무한정 늘리고 그 응용 정도, 적용 정도를 무한대로 늘려놓은 것입니다.

쓰임새로 말하면 레이저(Light Amplification by Stimulated Emission

of Radiation의 머리글자를 모아서 laser라 씀; '복사 광선의 유도에서 나온 증폭된 빛'이란 뜻의 영문 대문자만을 따서 쓴 줄임말) 또한 실로 무궁무진할 겁니다. 의료분야, 산업 분야 등에서 과거에는 도저히 해낼 수 없는 일들을 아주 정확하고 완벽하게 해낼 수 있게 되었습니다. 세상에서 가장 단단하다는 다이아몬드를 자를 수 있는 것도 레이저 광선입니다.

기체 분자나 고체 속에 있는 전자를 에너지가 높은 상태에 놓았을 때 그 에너지에서 나오는 빛이 레이저인데, 오직 하나의 파장으로 이루어진 레이저 광선은 뛰어난 직진성과 높은 에너지를 지닙니다. 1960년 미국에서 처음 등장한 레이저는 우주통신이나 레이더용 광선은 물론, 암세포 제거 같은 의료용과 재료가공 등에도 쓰입니다.

큰 결정을 사용해 커다란 에너지의 광선을 만드는 경우, 우주무기의 개념 속에서 핵탄두나 위성을 파괴하는 군사용으로도 응용이 됩니다. 강한 광선을 장거리에 걸쳐 방사하는 특색을 활용한 사례입니다. 반도체를 사용한 광원이 될 경우, 콤팩트디스크 등의 신호를 읽어 내거나 빛에 의한 통신에 활용됩니다. 에너지보다는 파장의 순수성, 간섭성이라는 그 빛의 특색을 활용한 것입니다.

레이저 광선은 보통의 빛과 다른 몇 가지 특성을 지닙니다. 우선

레이저는 3km까지 발사되더라도 불과 지름 1m 정도밖에 퍼지지 않는 높은 직진성을 가집니다. 그리고 에너지의 세기도 태양광보다 100만 배 이상이나 됩니다. 여러 주파수가 섞인 자연광과 달리 하나의 주파수만을 가진 단색광이라서, 이러한 성질을 잘만 응용하면 산업, 의료, 군사용 등으로 널리 이용될 것입니다.

앞의 몇 가지 사례에서 보듯이 한두 가지만 도약해도 뒤를 이어 숱한 부분들에서 획기적인 변화, 눈부신 발전이 일어나는 것을 볼 수 있습니다. 우리 몸의 신비스러움 또한 그런 특징들을 지닙니다. 즉, 한두 가지, 한두 부분만 나아져도 연이어 좋은 변화, 바람직한 일들이 생기게 됩니다. 모세걸음으로 몸에 힘이 몰라보게 늘고 모세생명요가로 몸의 자유로움, 몸의 기지개 켬이 이어지면 자연히 우리 몸 전체에도 놀라운 변화가 생깁니다. 그 변화는 제3세대 항암치료효과, LED, 레이저 이상으로 놀라울 것입니다. 그 변화는 나이를 잊는 정도, 나이를 웃도는 정도, 나이를 뒤로 물리는 정도 이상일 것입니다. 나이로 인한 자연적인 퇴행이나 나이로 인한 자연적인 소모 등도 얼마든지 뒤집고 지우고 되돌릴 수 있을 것입니다.

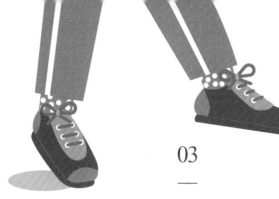

03

—

살아 숨 쉬는 동안은 우리 몸 하나가
바로 우주이고 천하이다

다시 강조합니다.

모세걸음은 자가면역(self immunization, self-made immunity)의 결정판입니다. 불어나는 장딴지와 탄탄해지는 허벅지, 그리고 덩달아 좋아지는 고관절, 대퇴골, 무릎, 정강이, 발목, 발바닥 등이 모두 합해져서 자가면역 극대화, 자기 치료능력 극대화로 이어집니다.

한 번 해보십시오. 백문(百聞)이 불여일행(不如一行)이고 백견(百見)이 불여일행(不如一行)입니다. 한 번뿐인 생애. 하나뿐인 목숨. 조물주 생각해서라도 더 좀 분발해야 합니다. 어버이 그리워하면서라도, 어버이 향해 고마움 품고 풀고 켜켜이 쌓아가면서라도 더 좀 매달리고 더 좀 바삐 살아야 합니다. 물론, 모세걸음을 통한 눈부신 발전이고 도약입니다.

다시 강조합니다.

모세생명요가로 몸의 자유로움을 최대한 끌어올려야 합니다. 그한 길, 그 외길이 곧 내가 나를 아끼는 길이고 내가 나를 북돋우는 길입니다. 내 뜻대로 안 되고 못 움직이는 오장육부를 탓할 필요 없습니다. 내 마음대로 움직일 수 있는 부분들을 최대한 열심히 움직여쉬지 못하게 하고 잠들지 못하게 하고 뒤로 자빠져 게으름 피우지 못하게 하는 길이 곧 내 몸을 내가 내 뜻대로 쓰는 길입니다. 그 하나에매달리다 보면 어느새 몰라보게 좋아진 나를 만나게 됩니다. 자가면역 극대화는 물론이고 '건강한 몸에 건강한 정신'이라는 그 해묵은말처럼 내 마음, 내 감정, 내 정신, 내 혼불마저도 봉화처럼 타오르고올림픽 성화대처럼 화려하게 불타오릅니다.

천하를 다 얻은 예전의 군주들을 보십시오. 천하를 호령하던 예전의 권력자들을 보십시오. 천하를 다 거머쥐려고 정복자로 평생을 다채운 예전의 영웅호걸들을 보십시오. '천하를 다 얻은들 무슨 소용인가? 천하를 다 거머쥔들 무슨 보람인가? 천하를 다 발아래 둔들 무슨 자랑인가?'라는 성인들의 지적은 전적으로 옳습니다. 내가 곧 천하이고 우주인데 어디서 다른 천하를 찾고 어디서 다른 우주를 찾아내고 찾아 헤맨다는 말입니까? 나 하나 사라지면 그 천하도 무용지물이고 그 우주도 그저 공상, 환상, 망상일 뿐인데, 나 하나 헌신짝처럼 내돌리고 나 하나 세상의 그 흔한 흙모래, 흙먼지처럼 마구 쓰고 함부로 온 사방에 흩어버리면 — 내 생애, 내 목숨, 내 생명은 대체 누가 책임진다는 말입니까?

어리석다는 말은 곧 주객을 모른다는 뜻입니다. 더 중요한 것과 덜 중요한 것마저 혼동한다는 뜻입니다. 우리말에 '콩인지 팥인지도 모른다.'는 말이 있습니다. 숙맥(菽麥: beans and barley, foolish person, stupid person)은 그래도 낫습니다. 콩과 보리조차 구분 못하다는 말이니 그 정도이면 그런 말을 들어도 쌉니다.

다들 싫어합니다. 어리석다는 말, 모자란다는 말, 멍청하다는 말. 그런 말을 듣기 좋아하는 이는 그 어디에도 없습니다. 하나, 다들 즐겨 쓰고 무수히 되풀이합니다. 때로는 스스로 그렇게 부르고 그런 식으로 꾸짖습니다. 늘 하던 일인데도 엉뚱하게 틀릴 수 있습니다. 늘 걷는 걸음이고 늘 되풀이하는 몸놀림, 몸동작인데도 별 것 아닌 것에 걸려 넘어지고 아주 자그마한 걸림돌에 실족하거나 낙상하고 맙니다. 우리 뇌가 어느 면에서는 그렇게 허술하고 그 정도로 좀 모자란 편입니다. 기계가 아닙니다. 암호해독기가 아닙니다. 재주 많은 인공 두뇌도 아니고 뭐든 알아서 척척 해내는 만능 전자기기도 아닙니다.

우리 뇌는 그저 우리 몸의 다른 부분처럼 상당 부분의 물, 약간의 지방질, 약간의 단백질 등으로 이뤄진 전형적인 세포조직이고 세포 덩어리입니다. 기계처럼 분해할 수도 없고 무슨 퀴즈나 암호처럼 풀어낼 수도 없습니다. 그저 '이러저러하게 움직일 것이고 이런저런 기능을 할 것이다.'라는 추측만 무성할 따름입니다. 우리 뇌를 연구하는 다른 이들의 뇌 또한 같습니다. 물과 지방질과 단백질로 얼기설기 만들어진 신체의 한 부분들끼리, 생명의 한 기능들끼리 왈가왈부하고 갑론을박하고 설왕설래하는 정도입니다.

하는 수 없습니다. 알 수 없는 신체의 비밀, 풀 수 없는 뇌의 비밀 등은 놓아두고 다들 제 마음대로 되고 제 뜻대로 되는 부분을 열심히 사용해야 합니다. 바로, 팔다리 운동이고 모든 관절 부려먹기입니다. 걸음마만 이어가고 종종걸음만 되풀이하는 생활에서 벗어나야 합니다. 내 맘대로 운동하고 내 뜻대로 동작하는 정도의 그 흔한 보통 사례에서 서둘러 벗어나야 합니다.

모세걸음 하나도 제대로 못 해낸다면 그 천하는 이미 꼬리를 슬그머니 감춘 것입니다. 모세걸음을 낯설어하며 하던 그대로 지속하는 일 자체가 곧 어리석음이고 모자람이고 덜떨어짐입니다. 그 자체가 불효이고 불성실입니다. 그 자체가 만물의 영장 대열에서 퇴장하는 일이고 축출되는 일입니다. 모세생명요가 하나를 제대로 못 해낸다면 다른 것들은 더 말해도 아무 효험, 아무 소용이 없습니다. 자신의 두 팔, 두 어깨를 자유롭게 하는 일입니다. 자신의 두 다리, 두 고관절, 두 대퇴골을 자유롭게 하는 일입니다. 그 정도도 못 해낸다면 어떤 조물주가 기뻐하고 어떤 어버이가 달가워하겠습니까?

숨이 붙어 있는 한은 몸을 부려먹어야 합니다. 숨을 쉬는 한은 움직이고 땀 흘리고 그래서 몸을 놀지 못하게 하고 쉬지 못하게 해야 합니다. 그렇게 해도 하루의 절반 이상은 밥벌이에 쓰고 남은 시간의 상당 부분은 잠자리에서 보내야 합니다. 아무리 애를 쓰고 남다르고자 발버둥을 쳐도 낮과 밤으로 나뉜 이치, 아침과 저녁으로 나뉜 구조를 벗어나거나 물리칠 수 없습니다. 그러니 아무리 최선을 다한다고 해도 결국은 제한적이고 국한적일 수밖에 없습니다. 공전, 자전에 묶여 있는 무수한 행성들과 엇비슷합니다. 생애의 대부분 묶여 있고 생명현상의 대부분 또한 내 마음, 내 뜻이 아니라 그저 생명 자체의 자율기능에 철저하게 얽매여 있습니다.

그러니 내 몸이 자유로워진다는 말은 어쩌면 허구이고 허상일지도 모릅니다. 그 정도로 생명현상은 제 나름의 생존본능에 따라서 움직입니다. 그 정도로 우리 몸은 저절로 다 알아서 해결하고 제가 스스로 다 재고 겨눠서 균형을 맞춰갑니다. 그러니 팔다리만이라도 최대한 자유롭게 쓰고 뼈마디만이라도 최대한 자유롭게 해줘야 합니다. 모세걸음과 모세생명요가가 겨냥하는 일입니다. 모세걸음과 모세생명요가가 해내고자 하는 일입니다. 맞습니다. 그 둘이면 다 됩니다. 저절로 굴러가는 우리 몸의 여러 생명기능들이 그 자유로움이 쭉쭉 늘어감에 따라서 덩달아 좋아지고 나아질 것입니다.

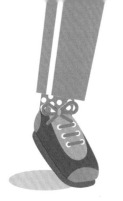

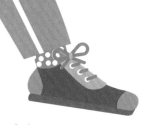

04

—

우리 몸의 신비를 알아가고
우리 몸의 암호를
해독하는 것이 중요하다

물고기들의 비밀. 물고기 하면 그저 비늘, 아가미, 지느러미 등을 헤아리지만 생김새, 색깔, 무장 정도, 특질 정도, 생활습관 등으로 넓혀 가면 작은 지구촌이고 햇빛이 들고 안 들고 정도의 차이, 따뜻하고 차가운 정도일 텐데도 실제로는 무궁무진이고 말 그대로 무한대입니다.

목 속의 인두치(咽頭齒)라는 그 목니만 해도 그렇습니다. 물고기 목구멍 속의 인두골에 뿌리를 내린 이빨입니다. 잉어나 붕어 종류에 주로 있습니다. 예를 들어, 초대형 어류에 속하는 농어 종류의 나일 퍼치(Nile perch: 최대 2m까지 자라며 200kg이 넘기도 함)는 주로 아프리카의 콩고강, 나일강, 니제르강 등에 사는데, 대구(cod, codfish) 종류를 닮은 커다란 입으로 작은 물고기를 통째로 삼킵니다. 그러면 물고기 목 구멍 속에 있는 위아래 한 쌍의 목니가 먹힌 물고기의 비늘을 순식간에 털어버립니다. 곰치 종류의 목구멍 속 둘째 턱인 인두턱과 흡사한 역할이고 구조입니다.

그 어떤 비밀보다도 시급히 풀어야 할 것들은 우리 몸이 지닌 수수께끼들이고 암호들입니다. 그 많은 은하계, 그 많은 태양계, 그 많은 행성 — 우주는 그렇게 무수한 별들로 가득합니다. 하나, 우리에게는 지구 행성뿐입니다. 그리고 불문가지(不問可知: You can easily understand it without asking.; It goes without saying.)이지만 우리 생명, 우리 몸이 가장 중요합니다.

아직도 갈 길이 너무 멀기만 합니다. 무수한 난치병들, 그리고 그로 인한 수많은 시한부 목숨. 암, 치매 등도 넘어야 할 산이고 마쳐야 할 숙제입니다. 우리는 이제 겨우 생명의 기본인 유전인자에 대해 몇 걸음 힘겹게 떼어놓은 상태입니다. 아직도 유전에 속한 비밀 대부분은 미로, 미궁에 남겨진 상태입니다. 그 하나만 풀어내도 대부분의 비밀, 대다수의 과제를 웬만큼 밝혀내고 시원스레 알아낼 수 있을 것입니다.

우리는 치타가 동물 중에서 가장 민첩하고 날렵하다고 생각합니다. 그러면서 유독 치타만을 경이롭게 여깁니다. 왜 그렇습니까? 우수한 것에 대한 당연한 호평이고 호감입니다. 뛰어난 것에 대한 자연스러운 호기심이고 궁금증입니다. 하나, 그 모든 것은 그저 수박 겉핥기에서 얻어낸 몇 가지 항목들일 뿐입니다. 무슨 말입니까? 아무리 겉보기로 이러쿵저러쿵해도 아직은 그 깊숙한 곳의 비밀을 다 알 수 없다는 뜻입니다. 아무리 호평하며 호감을 나타내도 그 하나로는 세상의 비밀, 생명의 기밀에 대해 그렇게 많이 진척한 것이 아니고 아직은 이러쿵저러쿵 말할 정도로 충분히 알아낸 것이 아니라는 말입니다.

병은 의사에게 맡깁니다. 몸의 비밀은 연구자들, 전문가들에게 맡깁니다. 생명의 수수께끼 또한 오만 가지 손길들, 관심들, 현자 연하는 이들, 아는 척하는 이들에게 맡깁니다. 맞습니까? 하나, 솔직히 말하면 모든 비밀은 기계가 떠맡고 있습니다. 우리 몸 안을 들여다보는 일마저도 그저 엑스선이니 초음파니 자기공명영상(MRI)이니 하는 것들 손에 통째로 맡겨져 있습니다. 사람은 그 어디에서 무슨 일을 하든 그저 훈수꾼, 참견꾼, 말꾼, 일꾼 정도로 머물러 있습니다. 물론, 모두가 제 몸 구석구석을 다 알고 제 병 군데군데를 다 헤아려야 한다는 말은 아닙니다.

인류가 말하는 과학, 인류가 뽐내는 첨단, 모든 나라가 앞서가려 하고 먼저 나서려 하는 최첨단 등이 모두 인간에게 쏠리고 그래서 인간 생명에 대한 모든 지식, 정보 등이 하나로 이어지고 한 목표로 향해야 한다는 말입니다. 인류의 진보를 되돌아보고 되짚어보면 대개는 공상에서 시작되고 환상에서 이어지고 망상에서 뭔가를 끄집어냅니다. 그래서 만화의 내용이 현실이 되고 공상이 그려낸 것들이 실제가 되곤 합니다. 참으로 신기하고 야릇한 일입니다. 공상가, 망상가의 머릿속 얼개, 머릿속 그림들이 얼마 지나지 않아 과학이 되고 첨단이 되고 최첨단이 됩니다. 맞습니다. 언젠가는 현재의 공상 속 스케치들, 환상 속 메아리들이 현실이 될 것입니다. 인류의 진보를 보면 대개 그런 식이고 그런 방향이었습니다.

하나, 오늘의 인류는 오늘의 현실 속에 삽니다. 그래서 무한정 허상과 환상만을 믿고 따를 수는 없습니다. 그래서 공상 속 아득한 길, 망상 속 날갯짓에만 기댈 수는 없습니다. 어쩌면 다들 시한부 목숨처럼 아슬아슬하고 시한부 생명처럼 초조하고 조마조마한지도 모릅니다.

맞습니다. 모세걸음부터 익히고 채워야 합니다. 그래서 스스로 북돋우고 뒷받침하는 길을 넓혀 나가야 합니다. 맞습니다. 모세생명요가부터 이어가고 높여가야 합니다. 그래서 스스로 자유롭고 신이 나는 나날로 이어가야 합니다. 둘만 제대로 익히고 거뜬히 해내도 우리 몸의 비밀에 부응하는 것이 되고 우리 몸의 수수께끼에 화답하는 것이 될 것입니다. 둘만 재대로 해내도 우리가 지닌 생명력, 면역력 같은 가장 깊숙한 곳의 알 수 없는 일들을 웬만큼 뒷받침하고 북돋울 수 있을 것입니다. 매일 단련하여 하루가 다르게 좋아지고 하루가 다르게 나아지면 — 결국은 가장 깊은 곳의 고마운 일들에 맞닿고 가장 은밀한 곳의 비밀에 싸인 일들에 가까워지는 것입니다.

바다의 집시라는 동남아시아의 바자우족. 얕은 바다에 거주할 집과 동네를 마련한 후 말 그대로 백 퍼센트 바다에 기대서 삽니다. 얼마나 낭만적입니까? 다들 처음에는 출렁이는 바다와 파란 하늘만 상상하며 멋지다고 여길 것입니다. 하나, 그들도 더 많이 잡아야 더 잘산다는 것을 알기에 한동안 몹쓸 짓을 참 많이 했습니다. 즉, 물고기를 더 많이 잡은 후 먹고 남은 것을 팔고자 청산가리와 다이너마이트를 사용했습니다. 그 결과 지금은 아예 물고기 씨가 말라붙어 더 힘들게 되었을 정도입니다. 누가 시키지 않아도 당연히 그만둘 수밖에 없는 처지에 내몰린 것입니다. 청산가리와 다이너마이트. 대자연 속에서 가장 자연스럽게 산다는 그들이 시장의 생리에 맞물려 돌아가며 그처럼 괴상망측하게 변했던 겁니다.

어쩌면 우리 각자가 지금 바자우족의 과거를 되밟고 있는지도 모릅니다. 청산가리와 다이너마이트에 기대서 어획량을 마구 늘려가던 그 악습, 악행에 우리 스스로 파묻혀 사는지도 모릅니다. 과음, 폭음을 자랑합니다. 폭식, 과식을 자랑합니다. 잘 나가는 시늉이고 잘 되어가는 증거인 줄로 착각합니다. 그래서 부끄러운 줄 모르고 마구 떠들어대고 그래서 모두가 기죽기를 은근히 바랍니다. 얼마나 우스운 일입니까? 하나뿐이라면서도 제 몸을 금 간 그릇처럼 내돌리고 구멍 난 물통처럼 함부로 다룹니다. 대체 무엇이 청산가리에 기댄 바다 생활이고 대체 어떤 것이 다이너마이트를 터뜨리는 물고기 잡이라고 생각합니까?

내 몸이 바다의 한 부분일 수 있습니다. 내 생명이 우주의 한 귀퉁이일 수 있습니다. 제 앞바다에 청산가리를 뿌리는 바자우족이 바로 나 자신일 수 있습니다. 제 앞바다에 다이너마이트를 던지는 바자우족이 곧 나 자신의 얽매인 나날이고 먹고 사는 일에 묶여 사는 처지일 수도 있습니다. 다들 말합니다. 일은 둘째이고 사람 관계가 첫째라고. 다들 뒷말합니다. 일은 그리 힘들지 않지만 사람 사귀고 사람 다루고 사람 알아가는 일이 가장 어렵고 힘겹고 고통스럽다고. 그래서 변명합니다. 술 안 마실 수 없고 담배 안 피울 수 없고 몸에 안 좋은 짓거리 반복하지 않을 수 없다고. 그래서 하소연합니다. 먹고 살려면 안 그럴 수 없고 일터에서 그럭저럭 버텨내려면 안 따를 수 없다고. 대체 무엇이기에 그렇게 쩔쩔맵니까? 목숨이 둘 셋 정도로 흔하답니까? 생애가 다섯 손가락, 열 손가락, 다섯 발가락, 열 발가락 정도로 나뉘고 그래서 이리저리 고르고 버리고 가끔은 까맣게 잊거나 그저 군더더기 정도로 알아도 된다는 겁니까?

시작해 보십시오. 건강 챙기려면 우선 모세걸음이라도 시작해 보십시오.

시작해 보십시오. 몸의 자유로움과 생명의 기쁨, 몸의 활력과 정신의 쌩쌩함, 몸의 면역력과 마음의 싱그러움 등을 다 붙잡고 다 누리려면 먼저 모세생명요가부터 알아가고 사귀기 시작하고 그래서 내가 나를 스스로 챙기고 기르고 돕는 일에 집중, 집착하십시오. 진정으로 매달릴 것에 매달려야 하나뿐인 생명에 보탬이 됩니다. 진정으로 이어갈 것을 이어가야만 한 번뿐인 생애에 즐거움이 되고 기쁨이 되고 — 그래서 날아갈 듯한 나날, 생동감 넘치는 순간순간, 뿌듯함과 기운참으로 벅차기만 한 나 자신이 됩니다.

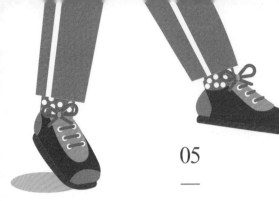

05
—

영화나 쇼를 보면서
손뼉을 치면 호응, 감격, 응원, 공감,
일치를 알게 된다

아기는 뭐든 다가오면 웃습니다. 아기는 꼼짝달싹 못 하는 제 처지를 아는지 모르는지 어떤 동작, 어떤 소리, 어떤 부름, 어떤 표정에도 웃음으로 답합니다. 아기는 혼자 외롭고 심심해도 그저 옹알이 하나로 버팁니다. 아기이기 때문입니다. 아기라서 그런 이상야릇하면서도 재미있는 한때를 보냅니다.

홀린다는 말. 취한다는 말. 정신 나간다는 말. 뭔가에 단단히 붙들렸다는 말. 그리고 덫이니 올가미니 속임수니 하는 말들. 환각 증상이나 헛것, 헛말이 보이고 들린다는 말. 마술, 마법이라는 것. 한데, 막상 그런 쪽에서 일하고 그런 쪽에 관심이 높은 이들은 '사람=참으로 우습고 허술한 존재' 등식에 주저 없이 찬동합니다. 그리고 대다

수 경험 많은 이들, 소위 산전수전 다 겪은 이들은 이구동성으로 '사람=얼마든지 속이고 넘보고 얕보고 **빼앗고** 깔볼 수 있는 존재' 등식에 어느 정도 동의하고 공감합니다.

맞습니다. 세상은 거짓말로 둘러싸인 시장 덕분에 굴러갑니다. 시장을 통해서만 여러 장소, 여러 손길, 여러 필요, 여러 가치, 여러 욕구 등이 만나 흥정하고 교환하고 어느 정도의 만족도, 만족감을 누릴 수 있습니다. 몰래카메라의 장난질을 우습게만 볼 수 없습니다. 사람은 실제로 너무 잘 속아 넘어갑니다. 손해가 안 된다는 이유, 덜 손해 본다는 이유 등도 한몫을 하고 때로는 함께 당한다, 다 같이 망한다는 것이 구실이 되기도 합니다.

마음은 변합니다. 변덕, 변명, 변론, 변호 등은 틈이 있고 허술하고 그래서 만회할 기회, 보충할 기회, 재론할 기회, 반복할 기회를 주자는 겁니다. 그런 식으로 실망과 희망 사이에서 적당한 거리를 재고, 손해와 이득 사이에서 어느 정도 가늠하고 잴 여유를 주다 보면 ― 더 큰 소란, 더 큰 부작용, 더 꼬이고 뒤엉키는 소용돌이를 웬만큼 줄이고 피할 수 있다는 겁니다.

그래서 평균치, 보통, 평범, 대중, 대충, 적당, 원만, 온건 등이 판을 치게 되고 마치 만병통치약, 만능열쇠, 만능의 주문처럼 된 겁니다. 누구나 한 표를 찍는 보통선거, 모두가 동등하다는 공화 정신, 누구나 같은 기회를 누려야 한다는 평등주의, 모두가 그렇고 그럴 수밖에 없다는 대중주의. 한데도, 다들 실제로는 홀로 돋보이기를 바랍니다. 다들 속으로는 혼자 살아남고 혼자 잘되고 혼자 승승장구하기를 원합니다. 그러면서 본능, 본성, 본질 등으로 부르며 슬그머니 말문을 닫고 혀를 묶습니다.

그런 괴상망측한 인간 본성, 인간본능 때문에 말꾼이 득세하고 수다쟁이가 앞장서고 말문이 늘 개문발차(開門發車) 식인 이들이 만능 재주꾼으로 통합니다. 구경거리를 원하는 탓입니다. 구경꾼이고자 하는 탓입니다. 그래서 온갖 경기, 경쟁이 벌어지고 그런 속에서 99.99%는 박수부대, 응원부대로 만족하고 겨우 극소수의 극소수, 소수의 소수만이 앞장서서 뛰고 앞을 다투며 달리고 앞장을 서고자 가장 소중한 젊은 시기를 송두리째 바칩니다. 나이를 차별의 구실, 차별의 도구, 차별의 무기로 쓸 수 없다고 하면서도 가장 중요한 경쟁, 가장 중대한 경기에는 꼭 젊은 세대만 내보냅니다.

때로는 상식도 쇠고집으로 이어지고 지식도 옹고집으로 이어집니다. 상식을 앞세워 제 주장만 펴고 지식을 앞세워 제 소견만 내세웁니다. 그래서 모든 일의 시작은 참으로 그럴듯해도 끝은 늘 자기주장, 자기소견, 자기 고집, 자기 입장입니다. 한 개인의 뇌가 기계만도 못한 불완전체인데, 한 개인의 뇌가 잘 돌아가는 전자기기만도 못한 시행착오의 산물이고 갈팡질팡의 결과물인데 그깟 제 주장, 제 의견, 제 소견, 제 신념, 제 전공 따위가 대체 무슨 가치, 무슨 광채, 무슨 비중이라는 겁니까?

빈껍데기. 왕겨. 톱밥. 쭉정이. 마른 풀. 빛 좋은 개살구. 겉치레. 시늉하기. 흉내 내기. 척하기. 보여주기. 과시욕. 다들 싫어하면서도 그 속에서 허우적거립니다. 다들 아니라고 하지만 속으로는 수긍하고 인정합니다. 오죽하면, '위선이 쌓이면 예절바름이 되고 교양이 되고 품위가 된다.'고 합니다. 연습하고 반복하다 보면 알게 모르게 몸에 배게 되어 남들이나 스스로나 속기 쉽고 믿기 쉽고 그래서 아예 부지불식간에 괜찮은 수준, 배우고 따라갈 대상이 된다는 겁니다.

자살 충동. 그 하나만 해도 남녀노소 모두 걷게 되고 겪게 된답니다. 겉으로는 남의 일처럼 여겨도 속으로는 고개를 끄덕인답니다. 왜 그렇게 모순적이고 앞뒤가 전혀 안 맞는 기형의 사고방식, 기형의 생활방식입니까? 우리 뇌의 약점이자 특징입니다. 우리 뇌가 조종하는 마음이고 생각입니다. 우리 뇌가 그처럼 마구 헷갈리고 수시로 어리둥절하고 뜬금없이 갈지자걸음을 걷는답니다. 뇌 신경, 뇌세포, 뇌 속의 화학물질, 뇌 사이의 상호작용 등이 그처럼 오리무중이고 모호하다는 겁니다.

인간 세상은 죄짓는 것을 겁내고 마다하는 쪽과 죄짓는 것을 겁 안 내고 마다하지도 않는 쪽으로 나뉠 수도 있지만, 실제로는 감옥 가는 것을 겁내고 마다하는 쪽과 감옥 가는 것을 겁 안 내고 마다하지도 않는 쪽으로 나뉩니다. 무슨 말입니까? 법 안 어기고 법 잘 지키는 쪽은 죄보다는 감옥을 마다하고 싫어하고 두려워하기 때문일 수도 있습니다. 그래서 아무도 안 보면 누구나 엉터리 짓을 하고 엉뚱한 일을 꾸밉니다. 현대도시를 채워가는 관찰용, 감시용, 보안용 카메라들을 보십시오. 저승사자를 막고 그 대신에 천사들을 반기려는 일입니까? 착한 이웃, 멋진 이웃을 골라내서 상을 주기 위한 일입니까? 아닙니다. 법을 어겨 부끄럽게 되고 법을 안 지켜 우습고 못나게 되는 것을 겁내는 사람 심리, 사람 성향을 노린 겁니다.

세상은 어쩌면 세 종류, 세 부류로 나눌 수도 있습니다. 감옥 안팎의 두 그룹, 그리고 감옥 담장 위를 아슬아슬하게 걷는 부류 — 그렇게 새 부류, 세 그룹으로 나눌 수도 있습니다. 우스갯소리가 아닙니다. 법망을 아슬아슬하게 피하거나 아니면 잔꾀, 꼼수, 속임수 등으로 법망을 넘나드는 이들이 있습니다. 감옥 밖이지만 실제로는 감옥에 진작 들어가 있어야 할 부류인 셈이지요. 법을 잘 알되 지키거나 따르지는 않는 이들, 준법과 탈법 사이에서 춤을 추는 이들, 범죄도 사는 방식의 하나라고 굳게 믿는 이들, 감옥을 제 안방 드나들듯 하는 이들, 감옥에서도 배울 것이 있고 범죄인들에게도 할 말이 많다는 이들, 죄 안 짓고 사는 이가 전무하다고 우기는 이들 — 세상은 실제로 오만 가지 유형의 사람들, 삶들로 채워져 있습니다.

하나, 분명한 것은 다들 생로병사 하나로 모이고 묶인다는 겁니다. 하나뿐인 생명, 한 번뿐인 생애라는 점도 동일합니다. 그리고 어느 정도의 나이가 되면 자랑거리도 필요 없고 보여주기도 소용없게 됩니다. 그저 덜 병들고 덜 시들고 덜 미끄러져 내려가기만을 바랍니다. 모세걸음은 그럴 때를 위한 비장의 무기입니다. 그리운 청년 시절, 갈 수 없는 한창때만 노래할 수는 없습니다. 굽은 등, 굳은 걸음, 질질 끌리는 다리, 떨리는 손과 발 같은 흉한 모습, 못난 꼴만이라도 피하고 싶어 할 즈음 모세걸음이 해답입니다. 그리고 천만다행으로 우리 몸은 오케스트라와 비슷합니다. 모세걸음이 어느 정도 진행되면 그 즉시 모세생명요가가 가능해집니다. 힘이 채워지며 우리 몸은 곧바로 더 자유롭고 더 부드럽고 더 기운차기를 바랍니다. 맞습니다. 모세걸음이 꽃을 피우는 봄이라면 모세생명요가는 결실을 보는 가을입니다.

유럽은 아프리카, 중동 아시아 등으로 둘러싸인 지중해 때문에라도 이민 물결, 이민 폭탄 돌리기, 불법 이민 폭증 같은 일련의 부작용을 면하기 힘들 것입니다. 불법 이민자들을 돌보는 이가 말합니다. '이민 물결은 합법이든 불법이든 절대 그치지 않을 것'이라고. 이유는 '탐욕(greed, desire)'이라고 했습니다. 인간이기에 곁눈질, 소문으로라도 잘 사는 길에 대해, 더 나아지는 길에 대해 듣게 되기에 유럽으로 향하는 탈출자들, 유럽에 발을 들이려는 이민자들을 막을 길은 없을 것이라는 겁니다. 인간 본성, 인간본능 때문에라도 수단 방법을 가리지 않는 사생결단, 사생결단식을 막을 수 없다는 말입니다.

맞습니다. 인간은 더 나아지고 더 좋아지기를 바랍니다. 그 자체가 만물의 영장다운 지향이고 천성입니다. 그 자체가 생존본능이고 유전인자 속의 비밀암호입니다. 그렇게 설계되고 그런 식으로 까마득한 과거에 입력, 설정, 인쇄, 각인이 된 것입니다.

그렇다면 참으로 이상합니다. 왜들 건강이라는 공동의 목표, 공통의 지향을 갖고 있으면서 어떻게 보통의 운동, 평상시의 활동, 손쉽고 낯익은 동작에만 찰떡처럼, 자석처럼 달라붙습니까? 생존경쟁방

식이 제각각이고 타고난 바탕도 다 다를 텐데 어째서 마치 한 목표, 같은 방향을 바라보듯이 천편일률적인 노력, 대동소이한 활동에만 고집스레 매달립니까?

신나는 장면을 보며 손뼉과 함성으로 화답하고 호응하던 시절을 떠올려보십시오. 좋은 것, 기쁜 것, 만족스러운 것, 반가운 것 등에 대한 감정과 반응이 대동소이할 뿐만 아니라, 어쩌면 인간 본성 속에 깃든 공통점, 인간본능 속에 뿌리를 둔 공통분모일 수도 있다는 생각이 듭니다. 그렇습니다. 더 나은 것, 더 좋은 것이 있다면 당연히 덥석 받아들여야 마땅합니다.

하지만, 우이독경(牛耳讀經), 마이동풍(馬耳東風)이라는 말도 있습니다. 옹고집, 외고집, 쇠고집이라는 말도 있습니다. 이상하게도 사람에게는 알 수 없는 고집이 있다는 뜻입니다. 그 고집은 무지, 어리석음, 편견, 불신, 성격 차이 등에 기인할 수도 있습니다. 망하는 쪽이고 기우는 쪽이고 내리막길이 분명한데도 한 번 정한 그대로 이어간다는 겁니다. 어쩌면, 불편한 것, 낯선 것, 어색한 것, 모르는 것, 안 해 본 것, 드문 것, 싫은 것 등에 대한 당연한 반응이고 대처일 수도 있습니다. 어쩌면, 몸에 박힌 끈기, 견디기 같은 것들이 알게 모르게 외길만 걷고자 하고, 한 길만 고집하게 된 것인지도 모릅니다.

물론, 학창시절을 떠올리면 사람의 근본적인 약점을 어느 정도 헤아릴 수 있습니다. 아무리 모범생, 우등생이라도 학교 안 가고 수업 없고 시험 안 본다면 환호하고 안심합니다. 담당 선생님이 없어서 자습한다고만 해도 다들 좋아합니다. 그리고 성적이 우수하면 다들 반기고 좋아하는데도 하나같이 공부 그 자체, 시험 그 자체를 힘겨워하고 지겨워합니다.

왜 그렇습니까? 가장 생명력, 생동감이 왕성할 나이인데도 왜 그런 모순적인 반응들이 나옵니까? 인간 본성 속에 퇴보적이고 후진적인 그 뭔가가 있는 듯합니다. 그래서 성실과 불성실, 근면과 나태, 정직과 거짓, 당당함과 비굴함, 맞섬과 물러섬, 순발력과 미적거림, 서두름과 망설임 등이 마구 뒤섞이고 뒤엉키는 듯합니다. 한 마디로, 사람의 두뇌가 그렇게 시키는 것이거나 아니면 사람 자체가 그런 식으로 전혀 다른 것들을 조합하고 혼합하고 병행하며 — 어느 정도 숨을 고르고 수시로 이완기, 휴식기, 정체기를 지나가고 이어가게 마련인 듯합니다. 봄과 가을, 여름과 겨울, 건기와 우기 등은 분명히 상반적이고 상극적입니다. 하지만 그 둘이 서로 맞물리면서, 앞서거니 뒤서거니 하면서 세상 질서, 대자연의 조화 등이 이뤄지는지도 모릅니다.

가끔은 꾸민 이야기가 실제 현실 이상으로 큰 공감, 큰 공명으로 이어집니다. 하나, 그런 경우는 사실 아주 드뭅니다. 각양각색, 백인 백색인지라 오만 가지 오락물, 흥행물이 판을 치게 마련입니다. 그래서 빈 시간 때우기 용으로 대하게 되고 하도 할 일이 없어서 그저 곁눈질로, 한 눈 팔듯이 대하기도 합니다. 물론, 같은 공감, 감동, 동감이라도 말 그대로 제각각일 것입니다.

영화 〈Three Billboards Outside Ebbing, Missouri〉(2017년 제작). 딸(안젤라)이 강간당한 채 죽었는데도 경찰의 수사가 지지부진하자(일곱 달 동안 무성의로 일관) 화가 난 어머니(밀드레드 헤이즈)는 통행이 거의 없는 도로에 덩그러니 서 있는 옥외선전판을 경찰 수사 독촉 목적으로 사용합니다. 세 개의 광고판에 현직 경찰서장(젊은 아내와 어린 두 딸을 키우는 췌장암 걸린 윌리엄 윌러비)의 무능을 겨냥한 광고문("내 딸이 죽었다." "아직도 범인을 못 잡은 거야?" "어떻게 그럴 수가 있지, 경찰 서장?")을 올린 결과, 수세에 몰린 경찰이 수사를 서두르기는커녕 희생자의 어머니를 온갖 방법으로 핍박합니다. 줄기차게 괴롭히다 보면 기념품 가게에서 일하는 어머니의 수입이 바닥나 결국 광고를 더 이상 못하게 될 것이라는 얄팍한 셈법이 깔린 못된 수작이었습니다. 설상가상으로 아들은 집안 망신(강간살해당한 일을 떠벌려서)이라며 항의합니다. 어린 딸 또한 '뭐 그리 잘났느냐? 뭐 그리 잘했느냐?' 는 식으로 대놓고 공격하며 반항합니다. 딸 또래의 여자(19세)와 동거하는 전 남편은 죽은 딸에 대한 큰 권리라도 있는 양 격분하며 악담을 퍼붓습니다.

전체 줄거리는 비극적인 내용을 희극적인 요소들로 풀어간 셈입니다. 자그마한 소도시에서 벌어질 수 있는 이야기들. 서장의 자살과 흑인 서장의 부임. 불타버린 광고판과 오해 끝에 경찰서에 불을 지른 어머니. 격분하면 쉽게 이성을 잃어버리는(서장이 자살하자 광고회사 사장을 찾아가 폭행한 후 창문 밖으로 내던져 파면됨) 경찰관 딕슨은 하필이면 불이 난 경찰서에 있다가 큰 화상을 입게 되고. 술집에서 엿들은 이야기로 용의자임을 확신한 후 스스로 도발하여 폭행당하며 DNA를 모은 딕슨. 굳게 믿은 딕슨과 희생자 어머니는 '용의자가 해외파병 중이었다.'는 새 서장의 말에 크게 낙담하지만, 용의자(아이다호 거주)를 찾아 함께 나서게 됩니다. 비극을 희극으로 대체한 줄거리라서 뒤끝이 별로 없지만, 그래도 조금은 여운이 남습니다.

약간의 영화 이야기를 했지만 '사람이 어떤 때에 신선함을 느끼는지, 그리고 사람이 무엇을 대해야 정신이 번쩍 드는지.'를 어느 정도 감을 잡을 수 있었습니다. 맞습니다. 그저 그런 소재라도 어떻게 다가가고 무엇으로 어디를 자극하느냐에 따라서 호응도, 관심도, 공감도가 다르게 됩니다. 그래서 수상작을 노리고 그런 이유로 수상작에 더 이목이 모이는 겁니다. 그래서 이왕이면 비용이 천문학적이더라도 '믿고 보는 유명인'을 캐스팅하는 겁니다.

성의란 빵의 양쪽에 버터나 잼을 바르는 겁니다. 내 몸에 대한 성의. 보통의 걷기는 내 몸의 반쪽에만 기름칠을 하는 겁니다. 모세걸음은 내 몸의 양쪽에 기름칠을 고루 하는 겁니다. 평소의 활동이나 생활은 우리 몸을 반쪽짜리로 여기는 겁니다. 모세생명요가는 우리 몸을 양쪽 고루 쓰게 해서 진정한 생명력을 북돋우고 진정한 활력을 얻어줍니다.

세상의 묘한 이치. 여러 곳에서 확인할 수 있습니다. 할리우드 영화계에 얼마나 사람들이 많겠습니까? 전 세계 영화배우들, 영화배우 지망생들이 모두 그 하나로 모여들 텐데도 단골 배우들, 유명배우들, 검증된 배역들만 줄기차게 등장합니다. 참으로 묘한 이치입니다. 그렇습니다. 세상에는 으뜸과 버금이 있고 그 둘 사이에는 상상외의 큰 거리, 긴 다리, 깊은 골짜기가 있습니다. 아무리 수다한 것들이 앞을 다퉈도 모든 일에는 늘 핵심과 주변, 중심과 변두리가 있습니다. 사다리가 아무리 길어도 밑바닥과 꼭대기가 있기 마련입니다. 산이 아무리 크고 높아도 정상 부분은 지극히 좁습니다.

비범을 바랍니까? 그렇다면 평범을 먼저 벗어나십시오. 특별함을 원하십니까? 그렇다면 우선 보통의 일들, 평소의 일들을 잊고 버리십시오. 모세걸음은 익숙한 것을 버려야 다가옵니다. 모세생명요가는 평소의 모습을 버릴 수 있고 끊을 수 있어야 엎어지고 업힙니다.

과학은 기존의 것이 틀렸을 때 도약합니다. 맹신은 기존의 것이 틀렸어도 그냥 예전 것, 기존의 것에만 매달립니다. 우리는 인간을 두고 이성적인 동물, 생각하는 동물이라고 합니다. 합리적이기에 과학적 사고방식에 더 친화적이라는 뜻입니다. 그렇다면 당연히 더 좋은 것을 위해 기존의 것을 버려야 합니다. 인간이 만일 합리적인 쪽에 더 치우치는 성향, 과학적인 쪽에 더 기울어지고 기대는 성향이라면, 마땅히 평범한 것 대신 비범한 것을 고르고 평소의 것들에서 벗어나 새로운 것을 선택해야 맞습니다. 맞습니다. 기존의 흐느적거리는 걸음걸이 대신에 모세걸음을 이어가고 기존의 습관적인 몸놀림 대신에 모세생명요가를 통해 진정한 자유로움, 진정한 부드러움을 찾아 나서야 합니다. 왼손잡이, 오른손잡이가 왜 생기고 왜 굳어졌는지 알아야 합니다.

우리를 가장 긴박감 넘치게 하는 줄거리는 대개 범죄에 관련된 것들입니다. 그래서 경찰 관련, 형사 관련, 수사 관련 줄거리들이 늘 인기몰이를 합니다. 시리즈물일 경우, 수십 년씩 장기 흥행하기도 합니다. 하나, 우리의 몸이 지닌 이런저런 특징들을 보십시오. 다들 연쇄살인마를 지니고 살고 우발적인 범행자를 갖고 사는 셈입니다. 무슨 말입니까? 때로는 면역체계 자체가 오작동을 일으키거나 과민반응을 보여 외부로 화살을 돌려야 하는데도 되레 내부로 공격의 칼날을 들이대기도 합니다. 그런 경우, 치료 불가가 되고 생존 불능이 되기에 십상입니다. 그래서 (비유하자면) 범죄에 무방비로 노출되기 쉽고 그래서 소중한 목숨을 부지불식간에 내놓게 되고 버리게 됩니다.

그렇다고 무슨 뾰족한 방도나 비법이 있는 것도 아닙니다. 예전부터 치료란 그저 아픈 이의 자연적인 치유능력에 기댔습니다. 지금도 그 어떤 대소 수술이나 치료술이라도 환자 자신의 치유력, 회복력 등에 상당 부분 기댑니다. 그래서 잘못되면 언제나 환자의 허약함, 쇠약함 등에 그릇된 책임의 상당 부분을 돌립니다. 고비를 넘길 정도로 튼튼하지 못했다는 식이고 약물이나 수술 후유증 등을 이겨내지 못했다는 겁니다.

그렇다고 모든 주검을 치료약, 치료술이 나올 때까지 냉동상태로 보존할 수는 없는 일입니다. 하나뿐인 생명, 한 번뿐인 생애라는 말 속에는 어느 정도의 냉정함, 무심함이 끼어 있습니다. 무슨 말입니까? 하나뿐이고 한 번뿐이니 당연히 최선을 다하고 최대한의 노력, 정성을 다하라는 뜻일 수도 있습니다. 한데도 그냥 생긴 대로 살고 하던 그대로 하겠다는 겁니까? 그깟 어색함, 불편함이 대체 무엇이라고 스스로 내리막길 줄달음질을 지속하고 스스로 무덤을 향한 아장걸음, 종종걸음, 비실걸음만을 고집한다는 겁니까?

범죄가 발생하면 수사는 대개 피해자, 희생자의 주변부터 뒤집니다. 오랜 증거가 밝히듯이 가장 가공할 범행은 대개 가족 내에서 일어나거나 아니면 동네나 직장 같은 근거리에서 생깁니다. 그래서 세상은 밝혀지지 않았거나 밝힐 수 없는 범죄들이 7, 8할이고 시원하게 드러나서 응당한 처벌을 받은 경우는 겨우 1, 2할 정도일 수도 있습니다. 증거가 사라지고 침묵과 거짓과 은닉이 판을 치면 그 어떤 범행, 범죄라도 결국 묻히고 잊히고 덮어지기 마련입니다.

우리를 괴롭히는 늙음이나 병듦, 우리를 두렵게 하는 불치병이나 난치병 — 그 모든 것들은 어쩌면 우리 자신에게, 우리 각자에게 책임을 묻고 있는지도 모릅니다. '최선을 다했느냐? 오르막길을 알면서도 내리막길만 걸었느냐? 해롭다는 것을 알면서도 생명을 헌신짝처럼 다루고 목숨을 몇 개나 되는 것으로 착각한 것은 아니냐? 이롭다는 쪽, 좋아진다는 쪽 대신에 정반대로 내달리며 조물주를 비웃고 어버이를 깔본 적은 없느냐?' 아마도 그렇게 캐묻고 꾸짖고자 할 것입니다. 다들 잘 압니다. 최선과 멀었고 아낌과 멀었고 — 잘 다루고 잘 돋우고 잘 기르고 잘 돕는 쪽과 너무 거리가 멀었다는 것을 다들 너무도 잘 압니다. 참으로 안타깝고 한심한 노릇입니다. 생명이 몇 개나 되는 줄로 알고 생애가 몇 차례나 되는 것으로 압니다. 그래서 늘 죽음의 그늘이 그토록 광대하고 그래서 무덤으로 향하는 길이 그토록 광활한 것입니다.

"

모세걸음. 모세생명요가.
그 둘이면 가다랑어포 이상의 큰 변화가 가능합니다.
생선이 돌멩이가 되고 나무토막이 되듯이
우리 몸이 놀랍게 변합니다.
다들 어렴풋이나마 압니다.

"

Chapter

06

모세걸음운동이
초인 닮은 신인류 탄생의
첫걸음이다!

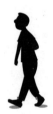

한 노인이
해냈다면
당신도 해낼 수
있습니다.

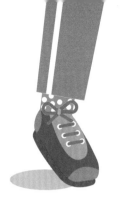
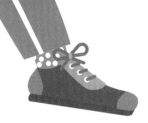

01

—

인류문명은 새로운 발견을 통해서
암흑 속에서 광명을 찾고
답보상태에서 탈출구를 찾아냈다

대중문화는 폭이 대폭 넓어진 무대와 관객을
의미합니다. 대량생산은 대중이 곧 중요해졌다는 암시입니다. 경제
력이나 영향력이 극소수에 한정되었을 때는 결코 대중이라는 말이나
대량이라는 말이 등장할 수 없었습니다. '모든 인간은 평등하고 동등
하다.'는 생각이 두루 퍼지고 뒤이어 현실 속에서 중심역할을 하면서
대중이란 말은 대세가 되고 주류가 된 것입니다.

물론, 아직도 몇 대 몇이라는 비율을 중시하며 소수의 큰 몫, 극소
수의 지대한 역할을 손꼽기도 합니다. 총매출의 상당 부분을 소수나
극소수가 이뤄낸다는 식입니다. 몇몇 대기업이 국가생산, 국가소득
의 절반 가까이나 절반 이상을 차지한다는 식입니다. 하나, 아무리

그렇다고 해도 모두의 표, 모두의 목소리, 모두의 의사가 가장 중요하다는 생각에는 변함이 있을 수 없습니다.

우주라는 독특한 환경, 살벌한 환경, 혹독한 환경. 그 환경에 적응하려면 다는 아니더라도 몇 가지 약점을 해결해야 합니다. 그래서 우주복 하나만 해도 무수한 아이디어, 무수한 재료, 무수한 상상력이 동원되게 마련입니다. 어쩌면 우주 시대 자체가 인류문명의 총합이고 결산일 수도 있습니다. 인류문명의 현주소를 가장 잘 드러내고 나타내는 증거물, 증표일 수도 있습니다.

진공 상태의 우주에서 죽지 않고 살아남으려면 우주복(압박복: pressure garment; 여러 종류 우주복의 하나)은 600조각을 이어붙이면서도 바늘구멍 하나 없어야 합니다. 우레탄 등을 탄산가스레이저로 잘라낸 각각의 조각들을 비닐 붙이듯이 열선(熱線)을 통해 붙입니다. 기체레이저의 하나인 탄산가스레이저는 말 그대로 이산화탄소(CO_2) 매질로 하여 적외선 영역의 연속파나 고출력의 펄스파를 얻는 레이저인데, 물에 잘 흡수되기에 수분이 많은 피부조직에 잘 반응합니다. 반사나 산란이 적기에 표적에 대부분 에너지를 집중시킬 수 있고, 펄스를 매우 짧게 하여 표적 이외의 주위 조직에는 열 손상을 최소화할 수 있습니다. 그 특징에서 알 수 있듯이 탄산가스레이저는 피부를 대상으로 한 각종 의료시술에 활용됩니다.

위에서 보듯이 인류는 늘 최선을 찾아내며 진보하고 최선을 향하며 최소한 그 중간 정도라도 이뤄내고 최소한 그 턱밑에라도 접근했습니다. 맞습니다. 인정합니다. 모세걸음은 새로운 걸음걸이입니다. 비록, 한 팔 뒷짐 지고 걷기라고는 해도 모두가 한결같이 두 팔을 휘저으며, 앞뒤로 흔들어대며 걷기에 당장 달려들기 쉽지 않고 대뜸 바꿔치기도 간단치 않을 수 있습니다. 하나, 그 하나만 선택하고 지속해도, 그래서 버릇이 되기만 하면 건강은 덤으로 좋아지고 면역력 또한 몰라보게 높아집니다. 한 번 시도해 보십시오. 몇 주 만에도 알 수 있습니다. 한두 달이면 다들 깨닫게 됩니다. 걸음걸이가 달라지고 온몸의 힘, 기운, 활기 등이 놀랍도록 나아진다는 것을 확신하게 됩니다.

인정합니다. 모세생명요가가 새로운 몸가짐이고 몸놀림이라는 것을 인정합니다. 그러나 두 팔, 두 다리를 온전하게 쓰고 자유롭게 쓴다는 것은 모두를 위한 필수요건이고 모든 몸을 위한 꼭 필요한 수단입니다. 물론, 시간이 좀 걸립니다. 대개는 '왜 나는 잘 안 되느냐?' 며 당황하거나 아니면 불만족스럽게 여길 수도 있지만, 무엇이든 시간이 흘러야 약이 되고 답이 됩니다. 아기의 몸놀림 하나하나도 사실은 연습에 연습, 반복에 반복, 실수에 실수, 착오에 착오가 겹쳐져서 이뤄지고 해내게 됩니다.

　걸음마는 말할 것도 없습니다. 손가락을 어느 정도 어른처럼 움직일 수 있게 되는 일도 상당한 연습과 시간이 필요합니다. 생각해 보십시오. 아기가 제 몸 하나를 자유롭게 움직이려면 어떤 노력이 필요하고, 어느 정도의 시간이 걸리는가를. 왜 모릅니까? 안 하던 동작을 해내는 일, 쉬던 부분을 움직이는 일, 안 쓰고 못 쓰던 근육, 인대, 뼈, 관절 등을 힘주어 움직이고 힘겹게 뻗어보는 일인데, 어떻게 그리 간단하기만 하고 쉽기만 하겠습니까?

　이제 최소한 기존의 걸음걸이에 대한 낙인효과라도 생겨야 합니다. 못난 걸음걸이, 힘 빠지는 걸음걸이, 노쇠현상을 너무 일찍 드러내는 걸음걸이. 그런 정도로라도 낙인을 찍어놓아야 누군가는 모세걸음을 시작하게 될 것입니다.

　이제 최소한 기존의 우리 몸놀림, 몸동작에 대한 낙인효과라도 생기기를 바랍니다. 부자유스러움을 평생 지니고 사는 것, 우리 몸의 반쪽을 외면하고 무시하는 것, 우리 생명을 가볍게 여기는 일과 엇비슷한 못난 짓, 우리 몸의 비밀스러운 것들을 너무 가볍게 여기는 황당한 일. 그 정도로라도 우리의 현재 모습, 현재 제 몸 사용을 낙인찍

어놓아야 모세생명요가에 대한 관심, 호응, 열의가 움트고 싹 트게
될 것입니다.

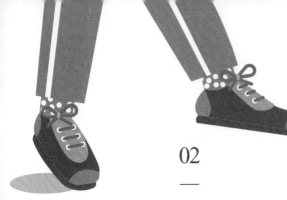

02

—

우리 태양계의 유일한
생명 세상, 지구

생로병사(生老病死)의 철칙은 사실 무시무시한 철칙입니다. 늙어가고 사위어가고 시들어가는 인생을 보면 문득 그런 생각을 하게 됩니다. 맞습니다. 마지막 길은 누구에게나 참으로 외롭고 서글프고 안타까운 겁니다. 어느 누가 두 손을 힘껏 흔들어대며 마치 소풍 떠나는 아이처럼 굴겠습니까? 어느 누가 감히 언젠가 무엇으로든 다시 오겠다며 허세를 부리고 허풍을 떨겠습니까? 태어나면 반드시 죽게 되는 생명의 숙명은 어쩌면 미루고 싶은 숙제이고 면하고 싶은 형벌 같은 것일 수도 있습니다.

지구. 우리는 땅을 밟고 있고 하늘을 이고 산다고 생각하지만 실제로는 우주의 한 귀퉁이에 놓인 단출한 태양계에 속한 하나의 행성입니다. 다행히도 태양과 알맞은 거리에 있기에 생명이 살 수 있는 터전이 되었습니다. 다행히 자전축(기울기 23.5도)이 공전축(기울기 0도)에 대해 약간 기울어져 있기에 계절의 변화 같은 다양성, 다채로움이 생겼습니다. 어쨌거나, 지구는 우주 전체로 보아도 아주 특별한 행성입니다. 생명이 말 그대로 넘쳐나고 생명의 기운이 말 그대로 출렁이고 넘실거리는 곳입니다.

한 번 허락된 생명 기회입니다. 아름다운 지구에서 마음껏 활개쳐도 되고 실컷 기지개를 켜도 됩니다. 자그마한 터전만 있다면 그 안에서 뭐든 다 해낼 수 있고 이어갈 수 있습니다. 소위, 의식주라는 것인데 웬만하면 누구에게나 주어지는 몫이고 기회입니다. 마치, 허파로 호흡하고 심장으로 순환하는 이치와 흡사합니다. 숨을 쉬는 생명, 심장박동이 이어지는 생명인 한은 최소한의 터전, 최소한의 기회, 최소한의 행복 같은 것들이 주어지게 마련이고 또한 주어져 온 것이 엄연한 사실입니다.

우리는 동물원을 마치 동물들의 감옥살이 정도로 알며 동정을 표하지만, 사실은 하나의 어엿한 생명으로 다루며 필요한 모든 것을 규칙적으로 제공하고 심지어는 출산과 양육, 질병과 치료, 적절한 오락거리, 원만한 집단생활 등을 포함하여 모든 것을 철저하게 챙기기에 동물원 밖의 자연생활에서보다 훨씬 더 건강하고 훨씬 더 오래 삽니다.

그 하나만 해도 지구의 생명 챙기기, 생명 헤아리기, 생명 보살피기가 아주 특별하다는 증거입니다. 맞습니다. 지구는 이미 생명으로 넘쳐나고 그 생명에 대한 최우선순위를 철저하게 지키는 진정한 생명의 행성이고 생명이 주인인 행성입니다.

한데도, 늙고 시들해지고 시름시름 앓게 되면 마땅히 죽어야 한다며 아예 죽음을 무슨 선택인 양 굴고 마치 마지막 가는 길을 스스로 알아서 가야 하는 의무사항인 양 한가롭게, 여유롭게 굽니다. 정신 차리십시오. 누구나 걷게 되고 가게 되는 마지막 길이지만, 명절 행렬이나 휴가철 행렬과는 전적으로 다릅니다. 태어남이 순전히 남의 손에 맡겨져 있었듯이 마지막 길 또한 철저히 남의 손에 맡겨질 것입니다. 그리고 손쉽게 대할 수 있고 여유 있게 맞을 수 있는 타인의 죽음만을 교과서로 삼아, 거울로 삼아, 표지판으로 삼아 — 공연히 다 아는 척하지 마십시오. 생명이 시작된 이후 그 어떤 생명, 그 어떤 숨결도 제 죽음을 바라보고 제 주검을 스스로 거둔 예가 없습니다.

모세처럼 구십시오. 80세에 지도자 생활로 접어들어 백 살이 넘도록 헌신한 후 120세에 정정한 몸, 왕성한 기력, 온전한 감각, 쾌청한 시야로 청년처럼 살다가 홀연히 사라졌습니다. 왜 모세의 생애를 그저 남의 보기 좋은 삶으로만 치부합니까? 왜 모세의 최선을 다한 생애와 초라하지 않은 마지막을 그저 강 건너 다른 동네 아주 드문 사례 정도로 생각합니까?

일단 시작해 보십시오. 모세걸음으로 튼튼한 하체와 신기한 면역력을 갖추십시오. 그런 후에 자연적으로 모세생명요가로 옮겨가면 청년 같은 노년, 장정 같은 노년이 얼마든지 가능해집니다. 지구 행성의 특별한 초대로 하나의 생명이 되고 하나의 숨결이 되고 하나의 생애가 된 겁니다. 지구 행성의 특별한 초청으로 한 번뿐인 생애를 살게 되고 하나뿐인 생명을 지니게 된 겁니다. 그러니 지구 행성의 쉼 없는 자전과 공전 정도로라도 뭔가에 줄기차게 매달리고 받은 생명, 지닌 기회를 최대한 잘 사용해야 합니다.

부끄러운 일입니다. 모세걸음 하나도 제대로 못 이어가고 못 지키면서 무슨 꿈이고 무슨 미래입니까? 창피스러운 일입니다. 모세생명요가를 몸 부드러운 아이나 하고 몸 잘 돌아가는 젊은이나 하는 것으로 치부한 채 그저 하기 쉬운 것, 힘 안 드는 것, 손쉬운 것, 잘 되는 것에만 집착하면서 무슨 건강이고 무슨 노익장(老益壯)이고 — 무슨 생명존중, 무슨 생명사랑, 무슨 생명 지킴이입니까?

지구 행성은 과거에도 고집쟁이 늙은이들로 가득했습니다. 지구 행성은 과거에도 그런 외고집쟁이들, 옹고집쟁이들로 인해서 허탈하고 허무하고 참으로 허망했습니다. 생명의 주인은 받은 생명을 너무 가볍게 여기는 일을 가장 서운해하고 제일 안타깝게 여깁니다. 생명의 보금자리인 지구 행성은 지닌 생명마다 하나같이 생명 잘 이어가고 생명 더 좀 잘 지키는 일을 가장 중시하고 제일 무겁게 여깁니다. 다 같은 호흡이고 똑같은 숨결인데, 어째서 내 것 내 맘대로 하다가 나 하나 훌쩍 떠나면 그만이라는 식입니까?

인의예지신(仁義禮智信: 사람이 갖추어야 하는 다섯 가지 도리) 같은 기본 덕목은 마지막 길에서도 필수항목이고 필수요건입니다. 생로병사(生老病死)의 고비에서도 그 덕목은 꼭 필요하고, 그 고리의 끝인 마지막 길에서도 꼭 필요합니다. 무슨 말입니까? 받은 생명, 지닌 기회에 대한 생각과 자세가 최소한 기본 덕목에 맞아야 하고 최소한 기본바탕에 어울려야 합니다. 함부로 살아도 안 되지만, 멋대로 굴며 마지막으로 향해도 안 됩니다. 값없이, 빛없이, 이름 없이, 한 일 없이, 보람 없이 살아도 안 되지만 — 향기 없이, 함량 없이, 흔적 없이, 메아리 없이, 그림자 없이, 발자국 없이 쭉정이로, 껍데기로, 티끌로, 먼지로, 연기로, 안개로, 이슬로 사라져도 안 된다는 겁니다.

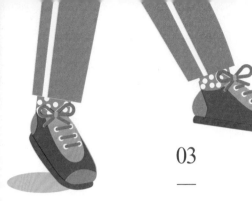

03

—

인간의 사고, 사색은 너무도 무궁무진하다

'세상을 바꾼 생각들'과 '세상을 바꾸는 시간'

평생 이어가는 외길이 한순간의 착상, 어느 순간 문득 떠오른 생각 등에 좌우되는 수가 참으로 많습니다. 어느 정도 반듯한 길에 들어선 이들이 증언합니다. 고생 끝에 그럴듯한 길을 찾게 된 이들이 고백합니다. '누구의 충고가 결정적이었다, 어떤 우연한 계기가 결정적이었다.'는 식입니다. 삶이 참으로 복잡하고 다양한 것 같아도 각자의 결정, 결심 등을 들어보면 의외로 단순합니다. 각자를 위한 길, 각자가 고를 기회는 학교 과목 수보다도 적고, 산과 들의 초목 수보다도 물론 적습니다.

어떤 이는 생각나는 대로 길을 바꿔 아주 다양한 삶을 살기도 합니다. 하나, 대다수는 한 번 정해진 길에서 인생의 황금기, 전성기를 다 보내게 됩니다. 잘 골랐건 잘못 골랐건 한 번 고르고 나면 그 하나로 인생의 대부분이 잠식되고 삭제되고 실종되는 겁니다. 그래서 주변 환경이 중요합니다. 그래서 안내하고 인도하고 충고하고 후원하는 손길이 중요할 수밖에 없습니다.

맞습니다. 생각을 자극하는 것들은 충분하고도 넘칩니다. 삶을 인도하고 안내하는 목소리들은 충분하고도 넘칩니다. 각자가 교훈 삼고 표적 삼고 귀중한 등대로 삼을 수 있는 것들은 충분하고도 넘칩니다. 모두가 각자의 생각, 각자의 결심, 각자의 고민 등과 직간접으로 이어져 있습니다. 그러니 말 그대로 교과서, 지침서, 안내서, 스승 등이 넘쳐나는 세상인 셈입니다. 탈 것만 있으면 됩니다. 지도, 약도, 네비게이터는 어디에서나 쉽게 구하고 어디서나 손쉽게 찾을 수 있습니다.

문제는 각자의 몸입니다. 신체 자체를 위한 것들은 그저 '건강에 아주 좋다, 면역에 아주 좋다, 장수에 아주 좋다.'는 정도입니다. 마치 눈을 감은 채 북소리, 꽹과리 소리, 나팔 소리, 피리 소리, 호루라기 소리, 휘파람 소리, 방울 소리 등을 졸졸 따라가는 식입니다. 하나, 막상 효과를 보려면 직접 해야 합니다. 먹고 마셔야 하는 것들은 직접 제 입에 넣어야 합니다. 움직이고 땀 흘려야 하는 것들은 직접 제 몸으로 해내야 합니다. 운동 쪽이 가장 힘이 듭니다. 시간을 내야 합니다. 정성을 기울여야 합니다. 싫증, 고달픔, 심심함 등을 넘어서야 합니다. 충분한 노력과 충분한 시간. 그 둘이 아니면 그저 기분전환, 오락거리, 시간 때우기, 시간 채우기, 한 번 그저 해보는 심심풀이 정도, 맛보기 정도, 간보기 정도, 눈치 보기 정도로 그치기에 십상입니다.

왜 그렇습니까? 어째서 말쟁이, 말꾼, 목소리, 메아리는 수도 없이 많고 많은데, 몸놀림, 몸동작 쪽은 그리도 알쏭달쏭하기만 합니까? 생각을 정리할 기회는 참으로 많습니다. 생각에 도움이 될 것들은 의외로 구하기 쉽습니다. 하나, 내 몸을 진정으로 북돋우고 그래서 내가 바라는 활력, 면역력 쪽으로 이끌어줄 참 스승, 참된 지침서는 의외로 드물고 적습니다. 감동하고 감탄하고 공감할 소재들, 대상들은 너무도 흔합니다. 하지만, 내 건강을 챙겨주고 도와주고 이끌어줄 것들은 드물고 귀하기만 합니다.

일본이 자랑하는 가다랑어포는 기네스북에 '세상에서 가장 단단한 식품'으로 등재되어 있습니다. 350여 년 동안 애용된 먹거리입니다. 참치(tuna)의 한 종류인 가다랑어(bonito, skipjack)가 어떻게 나무

이상으로 단단해졌을까요? 훈제(燻製: smoking; 절인 생선이나 고기를 뜨거운 연기로 말려 익힘)를 통해 수분을 최대한 없애면 결국 돌덩이 같은 상태가 됩니다. 물렁거리는 생선이 나무나 돌처럼 단단해지다니. 방식, 절차, 과정만 올바르면 상상외로 큰 변화가 가능합니다. 늘 대하는 음식, 식품, 식재료에서도 그런 놀라운 변화를 확인하게 됩니다. 맞습니다. 일정한 공식을 따르다 보면 놀라운 변형, 놀라운 변화, 전혀 다른 형태나 성질로의 획기적인 변경이 가능합니다.

모세걸음. 모세생명요가. 그 둘이면 가다랑어포 이상의 큰 변화가 가능합니다. 생선이 돌멩이가 되고 나무토막이 되듯이 우리 몸이 놀랍게 변합니다. 다들 어렴풋이나마 압니다. 우리 몸, 우리 생명이 아주 놀라울 수 있다는 것을 다들 어느 정도는 헤아리고 삽니다. 부러진 뼈가 붙고 곪은 상처가 깨끗이 낫는 것. 아기가 만들어지고 아기가 태어나는 것. 생활방식 하나를 바꾸면 그 어떤 질병이라도 거뜬히 넘어서고 이겨낼 수 있다는 것. 허약했던 체질이 식습관 하나 바꾸면서 몰라보게 나아지는 것. 우리는 그런저런 일들을 통해서 우리 몸, 우리 생명이 어느 정도로 바뀔 수 있고 나아질 수 있는가를 대강이나마 알아채고 있습니다.

맞습니다. 모세걸음, 모세생명요가. 그 둘이면 가능합니다. 자가

면역력이 놀랍게 변합니다. 나이에 상관없이 늘 힘이 솟습니다. 겉으로 드러난 것은 힘찬 걸음걸이, 청년 같은 활보이지만, 속으로는 별별 변화가 다 일어납니다. 감기 한 번 걸리면 사나흘씩 앓던 상태에서 한나절, 반나절로 줄어듭니다. 소화 걱정, 잔병치레, 갑작스러운 큰 질병에 대한 은근한 염려 등이 모두 사라집니다. 건강에 대한 자신감, 만족감이 알게 모르게 행복감 충만으로 이어집니다. 사람은 이래저래 견주고 빗대고 겨누고 저울질하며 삽니다. 자신의 건강에 대한 확신, 자신의 건강유지에 대한 자신 등이 겹쳐지면서 또래를 벗어나 홀로 우뚝 서게 됩니다. 실제로도 그렇고 심리적, 정신적으로도 그렇습니다. 사람은 정신적 동물이고 사색적 동물이라서 자신감, 만족감, 행복감만 어느 정도 채워져도 몰라보게 달라지고 눈에 띄게 좋아집니다.

가엾은 우리 몸. 가엾은 우리 생명. 각자의 노력 여하에 얽매여 삽니다. 각자의 생활습관, 운동습관, 식생활습관 등에 갇혀 지냅니다. 게으름, 망설임, 중도 포기, 제자리걸음, 뒷걸음질, 내리막길 줄달음질 등에 완전히 질식 상태입니다. 맞습니다. 노예나 마찬가지입니다. 아니, 노예만도 못합니다. 각자의 어리석고 게으르고 헷갈리는 성격, 체질 때문에 우리 몸, 우리 생명은 꼼짝없이 당하고만 있습니다. 더 나아지고자 해도, 더 좋아지고자 해도 각자의 옹고집, 쇠고집이 가로

막습니다. 몸의 온갖 비밀들, 생명의 온갖 수수께끼들이 각자의 이기주의, 개인주의에 손발이 꽁꽁 묶이고 숨구멍이 반쯤 막힌 상태입니다.

생명 세계, 자연 세계를 보십시오. 상상을 초월할 정도로 생존본능이 다양하고 상식을 조롱할 정도로 경이롭기까지 합니다. 우리는 그저 예외적이고 그래서 너무 기가 막히면 기괴하다, 괴상하다고 말합니다. 기괴한 방어술의 주인공 뿔도마뱀(horn lizard)은 몸 부풀려 크게 보이기, 몸 뒤집어 죽은 척하기, 눈 주위의 혈압을 높여 눈물구멍에서 피를 뿜어 물리치기 등으로 자신을 보호합니다. 기괴한 자기 보호 본능의 상징물 같은 흡혈 오징어(vampire squid)는 제 촉수들을 뒤집어 가시투성이의 파인애플처럼 만들거나 제 파란 눈동자를 닮은 발광체들로 혼동하게 만듭니다. 한낱 미물에 불과한 민달팽이(slug: 집이 없는 달팽이 종류)는 아주 희한한 모양새(서로 새끼를 꼬듯 뒤엉킴; 짝짓기할 때 제 몸보다 여덟 배쯤 큰 생식기를 머리에서 내놓아 꼰인 몸처럼 생식기를 꼼)로 짝짓기를 하며(자웅동체이지만 짝짓기로 번식) 번식본능을 이어갑니다. 4천 미터 이상의 고지대에서 사는 들창코원숭이(snub-nosed monkey), 눈 덮인 곳에서 살지만, 섭씨 40도의 뜨거운 물에서 온천욕을 즐기는 일본원숭이. 자연계는 실로 기기묘묘한 생존 모습들로 가득합니다. 모두가 제 생명을 보존하고 제 삶을 더 오래 지켜내려는 노력입니다. 하찮은 미물이지만 물거미(water spider)는 생존 무대, 생존영역을 물속까지 넓힌 사례입니다. 무덤새(megapode, mound-builder)는 알을 부화시키는데 필요한 섭씨 33도 정도의 열을 얻기 위해 식물의 발효열, 태양열, 화산지대의 뜨거운 화산재 등을 활용합니다.

꿀벌은 침입자를 없애고자 떼를 지어 뒤덮은 뒤 섭씨 46도까지 열을 올립니다. 자신들의 희생 가능성을 열어놓고 침입자를 제거하는 것입니다. 반추동물들의 반추위(ruminant stomach)를 보십시오. 네 개의 반추위를 지닌 소의 경우 첫째 위인 양(흑위), 둘째 위인 벌집위(망상체, reticulum), 셋째 위인 천엽(千葉, 처녑), 넷째 위인 막창(홍창: abomasum, 주름위[추위, 皺胃])을 자세히 살펴보십시오. 반추 순서, 소화 순서에 따라서 그 구조가 참으로 신묘합니다. 무슨 두뇌라도 있는 듯이 네 개의 반추위가 제각각 기이한 모습을 하고 있습니다. 그 또한 소의 생존본능이고, 반추동물들의 생명유지본능입니다. 네 개의 위를 지닌 것부터가 참으로 묘한 생존수단입니다.

지구 행성의 구석구석에는 온갖 수단과 무장으로 자신을 보호하며 생존하는 생물들이 헤아릴 수 없이 많습니다. 도저히 생명이 살 수 없다고 여길 만한 곳에서도 어떤 생명은 자기의 아늑한 보금자리로 여기며 잘 살아갑니다. 섭씨 70도의 사막 모래벌판, 영하 40도를 오르내리는 혹한, 강철을 휘고 부술 정도의 무시무시한 수압을 이겨 내야 하는 심해 암흑세상, 그 어떤 희망도 없을 듯한 깊은 동굴 속, 언제 본격적으로 분출할지 알 수 없는 활화산 주변, 낮과 밤의 극심한 기온 차와 산소 부족으로 어떤 초목도 자랄 수 없는 고원지대와 고산지대 등에도 어떤 생명인가는 제 터전, 제 둥지를 틀고 생존에 필요한 모든 것을 스스로 마련하며 훌륭히 살아냅니다.

어디 그뿐입니까? 지구를 종횡으로 누비며 새 삶의 터전을 찾아다니는 철새들과 무수한 바다 생명은 실로 거리 자체, 고생 자체, 위험 자체를 잊고 사는 셈입니다. 희박한 산소는 물론이고 기온 자체가 생명유지에 너무도 극한적인 대기권 최상층부에도 나방이 같은 곤충들이 갑작스러운 소용돌이에 휘말려 오르내리기도 한답니다. 실로 생명의 기적이 아닐 수 없습니다. 하나하나의 생명이 이어가고 써나가는 삶의 이야기는 정말 끝이 없을 지경입니다. 다들 하나뿐인 생명, 한 번뿐인 삶의 기회를 최대한 누리는 셈입니다.

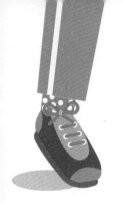

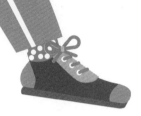

04

—

다른 사람이 해냈다면
당신도 가능하다

마르쿠스 아우렐리우스(Marcus Aurelius: 로마제
국의 제16대 황제[121.4.26~180.3.17]; 철인황제[哲人皇帝]; 5현제 중 한 사람;
중국 역사서 〈후한서〉의 '대진국왕(大秦國王) 안돈(安敦)' ; 스토아 철학이 담긴
〈명상록〉의 저자; 오랫동안 서양에서 로마제국의 황금시대를 상징해온 인물)의
〈명상록〉에 나오는 내용입니다.

맞습니다. 한 노인이 해냈다면 당신도 해낼 수 있습니다. 몸은 비
슷합니다. 생리적으로는 18세 정도부터 꽃이 시들듯 조금씩 시들어
간답니다. 신체적으로는 모든 부분이 다 자라는 20세를 전후하여 서
서히 내리막길로 향하게 되어 있답니다. 각자의 유전인자 속에, 유전
형질 속에 그런 식으로 생명 리듬, 생명 시계가 들어박혀 있고 새겨

져 있답니다.

사람은 평생토록 누리게 되어 있습니다. 새로운 피부, 새로워진 뼈. 그 둘은 생애의 끝까지 주어지는 선물이고 축복이고 기적입니다. 그러니 최선을 다한다는 말이나, 최대한으로 끌어올린다는 말은 우리 몸의 그 놀라운 재생과 회복에 맞춰야 맞습니다. 무슨 말입니까? 각자의 노력 또한 그 무한한 재생과 회복에 맞게 더 끌어올리고 더 좀 독하게 매달려야 옳다는 겁니다.

최소한 평생 자라게 되어 있는 골반뼈의 그 꾸준한 성장에라도 맞춰 살아야 합니다. 최소한 평생 자라게 마련인 그 골반뼈에 맞춰서 걸음걸이가 바뀌고 나아져야 합니다. 종종걸음, 아장걸음, 비실걸음 같은 그 약해 빠진 걸음걸이로는 자라는 골반뼈를 따라잡을 수 없습니다. 더 힘차게, 더 기운차게 걷지 않으면 결국은 골반뼈의 자라는 특성에 보조를 맞출 수 없을 것입니다.

모세걸음은 노인이라고 어려울 수 없습니다. 원래 허약한 체질이라며 발뺌할 수도 없습니다. 평소의 걷기에 한 팔 뒷짐 지는 것만 더 하면 됩니다. 그 정도만 해내도 몰라보게 달라집니다. 나날이 힘이 솟고 나날이 기운이 넘치게 됩니다. 그래서 평소의 자신을 넘어서게 되고 과거의 그렇고 그런 자신에게서 멀찍이, 까마득히 벗어나게 됩니다.

모세생명요가를 몸이 원래 부드러운 이들만 해낼 수 있는 것으로 오해하거나 착각하지 마십시오. 지속하면 누구나 부드러워지고 그래서 자유로워집니다. 계속하다 보면 스스로에게 자유로움을 주고 있다는 사실을 확인하게 되고 확신하게 됩니다. 결국은 다른 모든 것과 마찬가지로 얼마나 꾸준히 노력하고 얼마나 줄기차게 매달리고 얼마나 독하게 이어가느냐에 달려 있습니다.

희열. 그렇습니다. 이어가다 보면 스스로 희열을 느끼게 마련입니다. 누구에게나 좋아지는 시기, 나아지는 시기가 있게 마련입니다. 그래서 다 같은 호흡이고 다 같은 신체인 겁니다. 그래서 그 오래전부터 생로병사(生老病死)라는 — 가장 단순하면서도 제일 엄중한 철칙, 예외가 없는 가장 완벽한 공식을 대입하고 적용한 겁니다. 그 하나로 다 묶을 수 있다면 그 어떤 노력이나 변화, 그 어떤 시도나 성과에서도 결코 예외가 있을 수 없습니다. 한 마디로, 누구나 해낼 수 있고 누구나 누릴 수 있다는 겁니다. 모세걸음, 모세생명요가 — 그 둘 모두 만인 공통의 건강비법이 될 수 있고 전 인류의 장수비결이 될 수 있다는 뜻입니다.

오래 사는 오늘의 놀라운 현상이 뭐 그리 염려스럽습니까? 90대, 100대가 보통의 일처럼 받아들여지는 오늘의 현실은 누가 뭐래도 놀라운 성과물이고 기뻐해야 마땅한 멋진 결과물입니다. 생각해 보십시오. 오늘의 아장걸음, 종종걸음, 비실걸음이 사라지고 모두가 힘찬 걸음걸이로 바뀌고 모두가 기운찬 나날로 고쳐진다면 그 정도의 장수, 그 정도의 초노령사회, 초고령사회가 뭐 그리 고민스럽고 뭐 그리 짐스럽겠습니까? 문제는 어떤 노년이고 어느 정도의 노년이냐는 겁니다. 각자 무섭게 노력하여 전과 전혀 다른 걸음걸이가 되고, 전과 다른 자유로운 몸놀림이 된다면, 그래서 전과 견줄 수 없을 정도로 나아진다면 — 그제야 비로소 '나이는 그저 무덤덤한 숫자일 뿐, 주름살은 그저 세월이 선사한 훈장일 뿐'이라는 느긋함, 안이함, 태평스러움이 아무런 하자도, 아무런 흠결도 없게 될 것입니다.

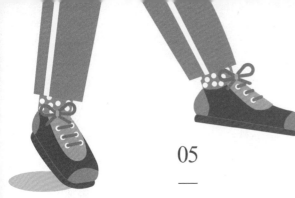

05

죄지은 자만 벌하라

마르쿠스 아우렐리우스(Marcus Aurelius: 로마제국
의 제16대 황제[121.4.26~180.3.17]; 철인황제[哲人皇帝]; 5현제 중 한 사람; 중
국 역사서 〈후한서〉의 '대진국왕(大秦國王) 안돈(安敦)'; 스토아 철학이 담긴 〈명
상록〉의 저자; 오랫동안 서양에서 로마제국의 황금시대를 상징해온 인물)의 〈명
상록〉에 나오는 내용입니다.

한 번 물어보십시오. 나는 죄인인가? 죄인이라면 어떤 죄를 지었
는가? 한 번 자문자답해 보십시오. 죄가 없다면 왜 스스로에게 최선
을 다하지 않습니까? 더 좋은 길, 더 나은 길이 있다는데, 어째서 시
큰둥하기만 하고 어째서 그저 남의 일로만 여깁니까?

과학계에는 하주 멋진 말이 많습니다. '가장 기괴하다 싶은 것이 가장 흥분되는 발견이 되기도 한다(The weirdest thing could be the most exciting one.).' 는 말도 그런 것 중 하나입니다. 맞습니다. 모세걸음이 아무리 낯설고 야릇하고 어색하고 불편해도 결국은 놀라운 결과물로 이어집니다. 모세걸음이 왠지 모르게 어색하고 불편하다고 해도 꾹 참고 이어가다 보면 언젠가는 스스로 '바로 이거다.' 라는 감탄사를 연발하게 됩니다.

맞습니다. 모세생명요가의 하나하나가 처음에는 잘 안 되기 마련이지만, 매일 조금씩 늘려가고 매주, 매월 한 단계씩 끌어올리다 보면 언젠가는 '아하, 이제야 조금 된다. 아하, 이제는 조금씩 나아지고 달라진다.' 며 기뻐할 수 있습니다. 맞습니다. 어느 순간 '이젠 나도 된다. 이젠 나도 해낼 수 있다.' 는 쾌재를 부르게 되어 있습니다. 노인의 몸이라고 미리 겁먹지 마십시오. 굳고 단단해져 안 되니 괜히 헛수고, 헛고생할 필요 없다며 너무 일찍 체념하지 마십시오. 왼손잡이, 오른손잡이가 어떻게 굳어지고 어느 정도의 세월 동안 그런 식으로 자리 잡게 되었는지를 한 번 생각해 보십시오.

맞습니다. 스스로 고집스레 살았기에 그렇게 굳어진 것입니다. 편리하다는 이유, 불편하다는 이유 등이 합쳐져서 그런 또 다른 불편함, 또 하나의 아둔함, 어색함을 낳은 것입니다. 그러니 굳어진 몸 구석구석 또한 스스로 게으름이나 고집스러움 탓일 수 있습니다. 굳이 나이 하나만 탓할 수는 없습니다. 나이 먹어 그렇다며 괜히 나이 하나만 겨냥하지 마십시오. 정작 죄인은 자기 자신입니다. 스스로 그렇게 굳어지게 방치했고 스스로 그런 쪽으로 소극적으로 살아왔기에 그런 불편한 몸동작, 그런 어색한 몸놀림이 된 것입니다. 그러니 누가 뭐래도 진짜 죄인은 자기 자신입니다.

맞습니다. 결자해지(結者解之: 맺은 사람이 풀어야 하듯이 저지른 일은 스스로 해결해야 함)라는 말처럼 이제는 그 죄인이 나서서 죄과를 벗어던지도록 노력해야 합니다. 굳은 몸을 풀어서 자유롭게 해야 합니다. 어색한 몸동작을 어떻게 해서든 고쳐야 합니다. 그래서 호흡운동, 순환운동, 물질대사작용(신진대사[新陳代謝], 물질대사[物質代謝], 대사[代謝]) 등이 골고루 나아지고 좋아지게 해야 합니다.

이제 모세걸음은 각자의 과제입니다. 각자 알아서 풀어가야 합니다. 내 몸을 내 맘대로 써서 더 좋게 하고 더 낫게 해야 합니다. 자유로이 걷고 힘차게 걷고 기운차게 걷는 것. 그 하나가 얼마나 큰 축복이고 기적인 줄 압니까? 불편한 몸이 되고 아픈 몸이 되고 어눌한 몸이 되면 다 알게 됩니다. 걷는 것 하나만 해도 견줄 수 없는 기쁨이고 즐거움이라는 것을. 걸을 수 있다는 사실 하나만으로도 무한히 고마워하고 한없이 기뻐해야 할 일이라는 것을.

　이제 모세생명요가는 각자의 목표입니다. 각자 알아서 그 한 방향, 그 한 목표로 줄달음쳐야 합니다. 내리막길도 고집스레 걸었는데, 왜 오르막길 걷는 일을 마다합니까? 사정없이 미끄러지는 세월도 마다하지 않고 살았으면서 어째서 빛이 눈부시게 쏟아지는 꼭대기를 향한 끈기와 참을성인데, 지레 손사래를 치고 머리를 절레절레 흔들어댑니까? 내 팔다리 내 뜻대로 쓰는 일입니다. 내 넓적다리 내 뜻대로 쓰는 일입니다. 내 어깨 내 맘대로 앞뒤로 돌리는 일입니다. 내 고관절, 내 무릎관절, 내 발목관절 등을 내 맘대로 부려먹는 일입니다. 구와관절(球窩關節: ball-and-socket joint)이라는 그 특성, 그 속성, 그 장점, 그 특이하고 특별한 구조에 맞춰서 — 한 번 최대한 활용하고 한 번 최고로 높여보자는 것입니다.

"

각자의 콧구멍으로 들어온 공기, 각자의 목구멍에
걸린 목소리, 각자의 숨구멍을 통한 나날의 삶. 우리는 하나뿐인 생명,
한 번뿐인 생애라는 말이 드러내듯이 홀로 서고
혼자 채워나가야 합니다.
모세걸음의 놀라운 점 또한 혼자 누려야 합니다.

"

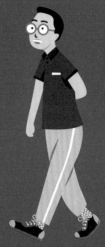

Chapter
07

모세걸음운동으로
모세는 120세에도
청년 같았다!

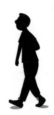

성경(Bible)은
인간의 최장수명을
120살로 봅니다.

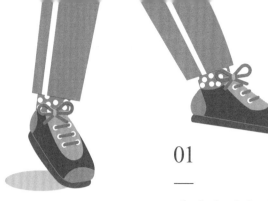

01

—

당신이 마음먹은 것은 그 무엇도 막을 수 없다

마르쿠스 아우렐리우스(Marcus Aurelius: 로마제국의 제16대 황제[121.4.26~180.3.17]; 철인황제[哲人皇帝]; 5현제 중 한 사람; 중국 역사서 〈후한서〉의 '대진국왕(大秦國王) 안돈(安敦)'; 스토아 철학이 담긴 〈명상록〉의 저자; 오랫동안 서양에서 로마제국의 황금시대를 상징해온 인물)의 〈명상록〉에 나오는 내용입니다.

내 몸 내 맘대로 쓰겠다는데 누가 감히 막습니까? 내 걸음걸이 내가 고치고 내 몸 내가 자유롭게 풀어내겠다는데 누가 감히 가로막습니까? 각자 알아서 할 수 있는 일이고 각자 알아서 해야만 할 일입니다.

내 건강입니다. 내 건강을 바라는 이들은 많을지 몰라도 내 건강을 직접 맡아서 늘려주고 높여줄 수는 없습니다. 다른 것은 몰라도 건강 하나만은 직접 챙겨야 합니다. 내가 내 다리로 걷는 일입니다. 내가 내 두 팔, 두 어깨, 두 다리, 두 고관절을 최대한 활용하는 일이고 최고로 높여나가는 일입니다.

위팔뼈(상완골, 상박골)는 humerus입니다. 제대로 잘 쓰면 humorous life가 되지만, 제대로 못 쓰면 humic(erosive, corrosive) one이 되기 쉽습니다. 잘 사용하면 즐거운 나날이 되고 유쾌한 나날이 되지만, 그 반대의 경우에는 뭐든 부식시키는 산성, 알칼리성처럼 우리 몸을 좀먹기 쉽고 우리 생명을 조금씩 도려내고 저며내기 쉽다는 말입니다.

넓적다리뼈(대퇴골)는 femur입니다. 제대로 잘 사용하면 freedom으로 이어지고 free life, free act를 보장하지만, 제대로 사용 못 하면 fissile(splitting, breakable, deflective, separative) one이 되고 맙니다. 잘 사용하면 몸의 부드러움, 자유스러움, 기운참 등을 늘리고 높이지만, 그 반대의 경우에는 기울고 미끄러지고 갈라지고 쪼개지는 쪽으로 작용할 수도 있다는 뜻입니다.

모세생명요가는 두 어깨뼈, 두 위팔뼈를 자유로이 쓰자는 겁니다. 모세생명요가는 두 넓적다리뼈, 두 고관절을 최대한 내 맘대로, 내 뜻대로 쓰자는 겁니다. 모세걸음은 두 다리에 최대한 힘을 실어줘서 결국은 온몸의 활력, 온몸의 면역력을 높여주자는 겁니다.

의심하지 마십시오. 망설이지 마십시오. 오장육부를 내 맘대로 할 수 없으니, 이래저래 우리가 직접 해볼 수 있는 일, 직접 할 수 있는 일은 그리 많지 않을 겁니다. 내 맘대로 움직일 수 있는 팔다리와 혀 정도. 옳습니다. 정말 몇 가지 안 됩니다. 쉼 없이 이어지는 호흡과 순환, 비밀에 싸인 채 스스로 돌아가는 숱한 분비샘들, 알아서 쉬고 알아서 일하는 수많은 신경망. 그 모든 것들이 각자의 의사나 계획이나 기분이나 결정 따위에 단 한 치도 흔들리지 않습니다. 모두 중추, 말초 등으로 나뉘고 흩어진 신경조직, 혈관조직 등으로 이어지고 이뤄집니다.

우리 각자가 알아서 해야 할 일입니다. 각자 스스로 결정하고 지속하면 그 누구도 막을 수 없고 늦출 수 없고 이래라저래라 훈수, 잔소리, 헛소리, 입바른 소리(거침없이 남의 잘못이나 시비를 따지는 바른말), 쓴소리(듣기에는 거슬리지만 실제로는 유익한 말)할 수 없습니다. 그래서 사실은 누구나 혼자이고 홀로인 겁니다. 생로병사의 틀은 같거나 비숫해도 하나하나의 시공간 등을 세세하게 따지면 각양각색, 백인백색이라는 말이 더 잘 어울립니다. 개인 공간, 개인 사정, 개개인의 차이점 등이 내포하고 암시하듯이 그 각자라는 말, 그 개개인이라는 말 모두 사실은 뭐든 정작 중요한 것은 혼자 알아서 해야 하고 진짜 소중한 것은 홀로 정해야 한다는 뜻입니다.

각자의 입에 실린 말, 각자의 콧구멍으로 들어온 공기, 각자의 목구멍에 걸린 목소리, 각자의 숨구멍을 통한 나날의 삶. 우리는 하나뿐인 생명, 한 번뿐인 생애라는 말이 드러내듯이 홀로 서고 혼자 채워나가야 합니다. 길이나 다리는 모두를 위한 것이지만, 정작 걷고 뛰는 것은 각각의 발걸음, 뜀박질입니다. 허공을 채운 무한한 공기, 태양이 내쏘는 그 고마운 빛살도 혼자 들이쉬고 홀로 누려야 합니다. 맞습니다. 모세걸음의 놀라운 점 또한 혼자 누려야 합니다. 모세생명요가의 자유로움도 홀로 느껴야 합니다. 고생 끝에 낙이 온다는 말이 있습니다. 인내하며 이어가면 결국은 추수할 때가 오고 결국은 결실을 맛볼 시기가 옵니다.

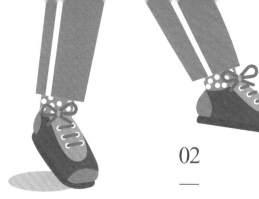

02
—
최고의 복수는 원수와 다르게
행동하는 것

마르쿠스 아우렐리우스(Marcus Aurelius: 로마제국의 제16대 황제[121.4.26~180.3.17]; 철인황제[哲人皇帝]; 5현제 중 한 사람; 중국 역사서 〈후한서〉의 '대진국왕(大秦國王) 안돈(安敦)'; 스토아 철학이 담긴 〈명상록〉의 저자; 오랫동안 서양에서 로마제국의 황금시대를 상징해온 인물)의 〈명상록〉에 나오는 내용입니다.

생명의 원수는 죽음(사망)입니다. 건강의 원수는 질병입니다. 출생의 원수는 임종입니다. 시작의 원수는 끝맺음이고 종착역입니다. 온갖 구두점(句讀點: punctuation mark; 글의 뜻을 정확하게 전달하기 위하여 문장의 각 부분에 찍는 여러 가지 부호)을 다 찍은 후 — 끝에는 늘 마침표, 느낌표, 말없음표, 물음표 등을 알아서 찍어야 합니다. 그 많은 부호

중에서 당신은 과연 어떤 부호를 가장 선호할 것 같습니까? 깔끔한 마침표입니까, 아니면 알쏭달쏭한 다른 표시입니까?

죽음과 다르게 하는 것, 임종과 다르게 하는 것, 무덤을 향한 행렬과 다르게 하는 것, 그저 그런 생로병사(生老病死)의 틀 안에서 외길만 걷는 것과 다르게 하는 것. 실컷 잘 살아놓고 마지막에 괜히 어리둥절하고 망설이고 겁먹는 것과 다르게 하는 것. 큰소리 뻥뻥 쳐 놓고는 정작 가장 중요한 순간에 한없이 왜소하고 초라하게 구는 것과 다르게 하는 것.

과연 어떤 것이 진정으로 다르게 하는 것입니까? 모세처럼 끝으로 갈수록 정정하고 활기차고 기운차야 합니다. 그래야 평소의 목소리로 몇 마디 남기고 평소의 좋은 낯으로 눈인사할 수 있습니다.

맞습니다. 다들 남의 임종, 남의 관 뚜껑 닫는 것만 보기에 그 누구도 자신의 끝말이나 끝인사를 제대로 알 수는 없습니다. 하나, 모세걸음으로 힘차게 걸은 사람, 모세생명요가로 자유로움을 최대한 누린 이는 아주 많이 다를 겁니다. 남은 힘이 덜 왜소하게 하고 남은 기운이 덜 초라하게 할 겁니다.

그 정도의 차이점만 남겨도 뒷말 무성할 때 오금 덜 저릴 수 있습니다. 그 정도의 모양새만 갖추고 나타내도 괜찮다는 말을 넘어서고 흐릿하다는 느낌 벗어날 수 있습니다. 그 정도의 격(格)만 지켜내도 고개 끄덕이며 깊이 생각할 틈 줄 수 있고 두 눈 꼭 감고 되돌아볼 거리 남길 수 있습니다.

이래저래 조각이불(crazy quilt, patchwork quilt)만 남기게 됩니다. 이래저래 조각그림만 맞추고 끝납니다. 그래서 다들 하늘의 조각구름(patchy cloud), 어느 날의 조각안개(patchy fog)를 떠올리며 변명하고 구시렁거리고 군말 늘어놓을 수 있습니다. 하나, 모세걸음으로 힘찬 걸음걸이를 이어가다 보면 어디선가는 그 조각운명을 걷어차고 온전히 하나로 된 이불을 남길 수 있습니다. 온전히 하나로 그려진 그림을 만날 수 있습니다.

어렵고 힘겹지만 모세생명요가를 몸에 지니고 몸에 새긴 채 살다 보면, 언젠가는 몸의 자유로움과 정신의 자유로움을 웬만큼 즐기게 되어, 결국은 조각조각 흩어진 것들을 주섬주섬 챙겨서 하나로 잇고 꿸 수 있습니다. 무슨 말입니까? 주인공인 우리 각자가 몸의 상태, 정신의 상태를 한데 모아 — 무슨 부호를 찍을지, 어떤 소감을 남길지를 정하게 됩니다. 그 순간에는 자신감 정도, 만족감 정도, 행복감 정도가 결정적 요인이 됩니다. 그래서 모세걸음으로 만족감을 키우고 모세생명요가로 행복감을 늘린 쪽은 생로병사의 외길에서라도 확신과 자신감에 당당하고 늠름하고 의젓할 수 있습니다. 장한 낯빛, 장한 목소리, 장한 마음가짐이면 삶의 끝에서도 생명다울 수 있습니다.

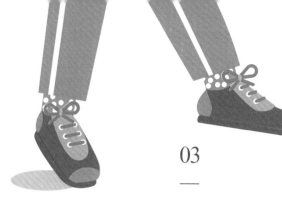

03
—

운명으로 얽힌 일을
받아들여라

마르쿠스 아우렐리우스(Marcus Aurelius: 로마제
국의 제16대 황제[121.4.26~180.3.17]; 철인황제[哲人皇帝]; 5현제 중 한 사람;
중국 역사서 〈후한서〉의 '대진국왕(大秦國王) 안돈(安敦)'; 스토아 철학이 담긴
〈명상록〉의 저자; 오랫동안 서양에서 로마제국의 황금시대를 상징해온 인물)의
〈명상록〉에 나오는 내용입니다.

극한의 고압과 극한의 고열. 그 두 가지를 말하면 대개는 다이아
몬드의 생성과정을 떠올리게 됩니다. 인공적으로 만든다고 해도 그
두 요소를 합쳐야 합니다. 모든 것은 각각에 따른 필수요건, 필요조
건이 있습니다. 같은 열을 다뤄도 다루는 것의 성질에 따라서 선택이
다릅니다. 열에 따른 변화를 다 알고 있어야 가능합니다. 흔한 물에

들어가는 경우에도 수심에 따른 수압을 자세히 꿰고 있어야 합니다. 뭐든 섣부르면 탈이 납니다. 뜨겁고 차가운 것은 누구나 쉽게 가늠하고 알아채지만 둘 사이를 오가는 경우 어떤 일이 생길지는 쉽게 가늠할 수 없습니다. 다루는 것의 성질에 따라서 강점이 되기도 하고 약점이 되기도 합니다. 그래서 모든 것에는 그 나름의 사용설명서가 붙게 되고 주의사항이 첨가되게 마련입니다.

그래서 경험, 경륜이 그토록 중요한 겁니다. 그래서 실수를 통해 배우고 실패를 통해서 성공할 가능성을 높이는 겁니다. 그 흔한 맛내기에도 '손맛'이라는 말이 단골로 붙을 정도로 애매하고 난해한 부분이 많습니다. 무엇을 얼마나 자주, 오래 다뤘느냐에 따라서도 많은 것들이 나뉘고 달라집니다. 그래서 전문영역이 있기 마련이고 그래서 평생을 바친 이를 우대합니다. 아무래도 덜 실수하고 덜 실패할 것이기 때문입니다. 그리고 다른 이의 실수, 실패 또한 줄이고 없애고 건너뛰게 할 수 있기에 경험, 경륜, 경력은 더더욱 긴요하고 소중합니다.

뭐든 열을 가하면 변합니다. 물이 끓거나 날아가는 것처럼 뭐든 열을 가하면 눈에 띄는 변화가 나타납니다. 단조(鍛造[쇠 불릴 단(鍛)]: forge; 금속을 불에 달군 뒤 두들기거나 가압하여 만듦)나 벼리기(불에 달구고 두드려 날카롭게 만듦; put an edge on, forge a blade on[도끼날을 갈다, edge an ax(axe)]) 등은 금속을 다루는데 필수코스이고 필수항목입니다. 하나, 단근질(살아 있는 사람의 살점을 태우거나 지지는 일; 고문 또는 형벌로써 집행된 것을 낙형[烙刑: 지질 낙(烙); torturing with a red-hot iron]이라 하고, 특수한 형태로 살점에 모양을 낼 수 있는 것을 낙인[烙印: branding iron; brand a criminal]이라 함)은 못된 것이고 몹쓸 짓입니다.

보물을 찾아 헤매는 보물 사냥꾼들은 남의 눈에 띄는 것을 무척 경계합니다. 방해받거나 아니면 몹시 꺼리는 일이 생길 수 있기 때문입니다. 맞습니다. 전쟁이 잦을 때는 무사, 투사, 무기 제작자, 무기 공급자 등이 대우받습니다. 해적이 들끓을 때는 만일의 위험, 피해 등을 막아주고 없애줄 이가 필요합니다. 도둑이나 강도가 잦을 때는 위급신호, 위험신호를 보낼 수단이나 장치가 중시됩니다. 현대생활의 필수품처럼 여겨지는 자동차만 해도 비상벨, 비상등이 당연시됩니다.

우리 몸, 우리 생명, 우리 삶은 누가 막아주고 어떤 수단이 방패막이 역할을 합니까? 비상등, 비상벨, 위급신호, 위험신호 등은 또 어떻게 구비 되고 어떤 식으로 관리됩니까? 각자의 노력, 각자의 운동 등에 달린 겁니까? 각자의 의식주, 각자의 건강비결, 각자의 보호 본능 등에 달린 겁니까?

인명(人命)은 재천(在天)입니까? 건강, 수명 등은 어차피 각자의 손을 떠나 하늘에 달리고 귀신, 우연, 운명 등에 맡겨진 겁니까? 그렇다면 무엇 때문에 더 나은 먹거리, 더 좋은 밥상, 더 많은 영양가, 더 잦은 진미 등을 원하며 그토록 헤매고 두리번거리고 기웃거립니까? 운명이란 대체 무엇입니까? 생로병사(生老病死)의 그 철칙이 바로 운명의 전형이고 본보기이고 모델입니까? 그렇다면 이력, 경륜, 경력 따위나 소설 이상의 인생 이야기, 연속극 이상의 세상 이야기는 대체 무엇입니까? 그 많은 종교와 그 많은 기도, 그 많은 간구와 그 많은 소원은 또 무엇이란 말입니까?

피할 수 없는 것들이 운명으로 다뤄지기 쉽습니다. 인력으로 어찌해볼 도리가 없는 것들이 곧잘 운명처럼 여겨지고 운명으로 읽힙니다. 맞습니다. 그 누구도 태어나 죽는다는 사실을 부인하거나 무시하거나 외면할 수 없습니다. 그 둘은 모든 생명, 모든 삶이 반드시 기억해야 맞습니다. 하나, 건강 지키기, 건강한 나날 보내기, 건강 걱정 없이 살기 등은 얼마든지 가능하고 얼마든지 바랄 수 있습니다.

문제는 각자 알아서 제 몸 하나 잘 간수 하고 제 생명 하나 잘 보존하고 제 생애 하나 잘 가꿔야 한다는 사실입니다. 바로 그 점 때문에 다들 왈가왈부, 설왕설래, 옥신각신, 갑론을박, 두리번두리번, 기웃 기웃하는 겁니다. 혹시라도 더 좀 애쓸 것이 없는지, 혹시라도 더 좀 나아질 부분이 없는지, 혹시라도 더 좋아질 희망은 없는지 등을 곱씹 고 되새김질하며 — 언제 어디서나 꼭꼭 끌어안고 사는 겁니다.

모험가, 탐험가들은 위험에 직면할 때마다 'cheat death'(죽음을 모면함)란 말을 자주 씁니다. 운명(fate, destiny)이니 업(業: karma)이니 하는 것들은 어떻게 맞아야 하고 피해야 합니까? 맞고 싶을 때 맞고 피하고 싶을 때 피할 수 있습니까? 맞습니다. 죽음이야 누구에게나 정해진 길이고 당연한 이치이지만, 운명은 그보다 덜 집요하고 덜 지 독할 겁니다. 그래서 잘만 하면 피하기도 하고 — 맞고 싶을 때 맞고 바꾸거나 고치고 싶을 때 바꾸고 고칠 수 있을지도 모릅니다.

너무 당연한 말이지만, 건강 하나만은 결코 운명일 수 없습니다. 따라서 질병 또한 절대로 운명일 수 없습니다. 불치병, 난치병, 고질 병, 만성병 등이 있지만, 모세걸음으로 호흡과 순환을 최대한 끌어올 리고, 모세생명요가로 온몸의 자유스러움과 부드러움을 최대한 높이 면 — 보기 드문 건강, 남다른 기운, 눈에 띄는 차이 등이 쉽게 생기 고 저절로 다가올 겁니다. 내 몸을 제대로 써서 제대로 된 성과물을 얻는 일입니다. 내 팔다리를 자유자재로 써서 내 호흡, 내 순환도 좋게 하고 내 건강, 내 면역력도 나아지게 하는 겁니다.

모든 동물은 제 영역을 지키려 순찰을 합니다. 모든 동물은 제 생명을 지키려 언제나 신경을 곤추세우고 지냅니다. 그런 노력, 그런 본능은 먹고 먹히는 살벌한 환경에서 더욱더 강해집니다. 그렇다면, 사람은 어떻습니까? 의식주 마련, 신분 지키기, 신분 높이기 등으로 생명의 당연한 영역 지키기나 생명 지키기가 옅어지고 흐려지고 사라진 겁니까? 건강이라는 그 흔한 말 하나로 모든 것들이 다 묻히고 가려지고 그래서 태평세월로 보내도 됩니까? 혹시 허송세월(虛送歲月: passing time idly)을 두고 태평세월로 오해하고 착각하는 건 아닙니까? 우리 각자는 내 생명 지킴이 역할을 얼마나 잘 해내고 있습니까? 우리 각자는 내 생애 지킴이 역할을 얼마나 훌륭히 해내고 있습니까? 맹수들의 영역 지키기 이상입니까? 한낱 미물들도 제 영역, 제 보물, 제 생명, 제 삶 지키기에는 모든 걸 아낌없이 겁니다.

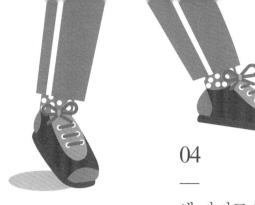

04
—
세 마디로 된 말(I love you.)
한 문장이면 족하다

모든 것을 한꺼번에 잃고 나서 후회하며, 반성하며 내뱉은 고백입니다. 사랑하는 가족을 갑작스러운 사고로 먼저 떠나보낸 이가 너무 바쁘게 산 나날을 뼈아프게 돌아보며 고통 중에 터득한 지혜인 듯이 들려준 말입니다.

우리는 지닌 생명에 대해 고마워해야 마땅합니다. 우리는 지닌 생애에 대해 감동하고 감탄하고 감사해야 당연합니다. 그래서 얼마나 자주 그런 표현을 합니까? 얼마나 자주 그런 표시를 하며 지냅니까?

나이 들어 머리카락이 많이 빠지며 민둥산 같은 부분이 드러납니다. 그러다가 발모제 등이 효력을 발휘해서 머리카락이 다시 나기 시작하면 참으로 신기한 변화가 감지됩니다. 아무리 급하게 여겨도 머리카락 본래의 성질을 따라서 아주 조금씩 자라고 아주 조금씩 채워집니다. 하나, 어느 정도 숫자가 채워지고 메워지면 눈에 띄게 분명하게 드러납니다. 그 나름의 원칙과 공식, 그 나름의 생리와 정해진 틀을 좇아서 채워집니다.

몸이 좋아져도 일정한 순서나 공식을 따르고 힘이 쌓여가도 일정한 순서나 공식을 따릅니다. 건강도 그렇고 활력, 생명력, 면역력도 그렇습니다. 무턱대고 애쓰고 무턱대고 바란다고 다 되는 건 절대 아닙니다. 건강도 그렇고 기력, 체력, 기운도 그렇습니다. 하나, 모세걸음이면 몇 단계 건너뛰고 몇 고비를 쉽게 점프할 수 있습니다. 그리고 곁들여 모세생명요가까지 익숙한 수준에 이르게 되면 그때야말로 비약과 도약, 초월과 비상이 얼마든지 가능하게 됩니다. 내 몸에 대한 애착, 내 생명에 대한 특별한 생각, 내 생애에 대한 숨길 수 없는 애정이 ― 모세걸음과 모세생명요가 덕분에 다 표현되고 한꺼번에 증명됩니다.

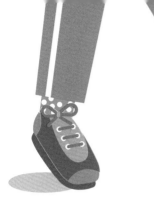
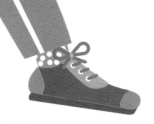

05
—
과거 사람들을 거울처럼 보여주고
일기책처럼 말해 준다

한양도성은 태조 시대의 손길(돌과 흙을 써서 성곽 축조), 세종 시대의 손길(흙으로 쌓은 곳을 돌로 대체하여 더 튼튼하게 함), 숙종 시대·영조 시대의 손길(반듯반듯한 돌을 벽돌처럼 다듬어 성곽의 안정성 강화) 등을 보여주며 오늘의 우리와 맞닿아 있습니다. 돌과 흙을 함께 사용했던 초기에서부터 왜란으로 인한 심각한 훼손과 이후의 축성방법 수정 등이 고스란히 묻어난 채 오늘의 우리 손길을 기다리고 있습니다.

동아시아에서 간만의 차이가 가장 심한 우리의 서해바다는 고려시대 유물의 보고 역할을 합니다. 바다를 통한 운송이 빈번했기에 배가 침몰하면 광대한 개펄에 그대로 묻혀 오늘의 우리에게까지 바로 엊그제 일인 듯이 많은 이야기를 생생하게 전하게 된 것입니다. 육지의 유물들보다도 훨씬 더 온전하기에 역사학계는 '고려역사를 다시 쓰게 되었다.'고 합니다. 그 정도로 서해 개펄에서 발굴된 수많은 고려의 유물들이 고려를 이해하는데 크나큰 도움이 되었다는 뜻일 겁니다.

경주는 말 그대로 지역 전체가 야외 박물관입니다. 일제 강점기에 일본인들이 매겨놓은 번호들(대형분묘들을 1번부터 155번까지 번호로 매김)로 불리게 된 안타까움이 여전하지만 분명한 것은 당시의 중국이나 일본열도보다도 더 활발하게 국제무역을 했다는 사실입니다. 그래서 지중해 로마 문명의 자취가 당시에 아주 귀했던 유리그릇(Roman glass) 발굴로 확인되었습니다. 그저 어림짐작하는 일이 고작이지만 '놀랍다.'는 반응은 만인 공통입니다.

고구려 광개토대왕(19대 왕: 375~413; 재위 391~413; 휘는 담덕[談德], 연호는 영락[永樂]; 광개토왕[廣開土王], 영락대왕[永樂大王], 호태왕[好太王] 등으로도 불림)의 정벌 전쟁이 신라, 백제는 물론이고 한반도 남단의 가야까지 점령했기에 당시의 이런저런 전문가 그룹이 가까운 일본으로 도피하게 되고 그래서 베일에 싸인 가야의 고유한 문명, 문화가 일본에서 발굴되고 일본에서 발견되고 있습니다. 광개토대왕이 남긴 자취를 되밟으면 당시의 우리 한반도 역사가 고스란히 드러납니다. 제18대 고국양왕(故國壤王)의 아들로 386년 태자로 책봉된 후 391년(16세) 즉위했습니다. 재위 기간(22년) 동안 정벌 전쟁을 자주 하여 ― 서로는 랴오허(요하[遼河] 혹은 요수[遼水]; 중국 동북지역 남부에 위치; 중국 7대 강 중 하나), 북으로는 개원(開原)·영안(寧安) 일대, 동으로는 훈춘(琿春), 남으로는 임진강 유역까지 힘을 뻗쳤습니다.

특히, 예성강을 경계로 대치하던 백제를 집중공략 했습니다. 한강 너머로 진격하여 58성 700촌락을 함락했습니다. 백제의 공세로부터 신라를 지원하여 친선관계 이상으로 영향력을 발휘했습니다. 실로, 광개토대왕의 그 광개토(廣開土)에 걸맞은 돋보이는 자취였습니다.

7개 독립왕국으로 이뤄진 가야 일대는 독보적인 철 제련(製鍊: 광석을 용광로에 녹여 함유된 금속을 뽑아냄[refining, smelting])으로 유명했습니다. 질 좋은 철을 일본 등지로 수출하여 막대한 부를 축적했습니다. 그리고 신라보다 백여 년이나 앞서서 국제무역을 활발히 전개했다는 증거가 발굴된 유리제품들에서 고스란히 드러나고 있습니다.

맞습니다. 한반도와 그 주변을 터전으로 삼았던 조상들의 자취에서 오늘의 우리 현주소를 되새기게 되듯이, 우리 각자의 몸은 각자 조상의 이모저모를 고스란히 간직하고 있습니다. 따라서 내 한 몸이 절대 아닙니다. 우리 각자가 노력하여 건강도 향상하고 생명도 상승시키면 직간접으로 조상들의 흔적과 이어져 결국은 큰 덩어리 안에서 뭔가가 이뤄지게 됩니다. 그러니 각자의 맥박이고 숨결이라고 해서 결코 과거 역사와 무관한 것이 아닙니다. 오늘의 우리 각자가 어떻게 제 몸, 제 건강을 챙기느냐에 따라서 과거의 조상들과 통하는 것은 물론이고 미래의 후손들과도 직간접으로 이어지게 마련입니다. 바라건 안 바라건, 믿건 안 믿건 반드시 그렇게 됩니다.

조상의 자랑거리는 오늘의 뽐낼 거리가 됩니다. 오늘의 자랑거리는 후세의 뽐낼 거리가 됩니다. 모세걸음으로 놀라운 건강을 지켜내면 후세 사람들이 자랑하게 됩니다. 모세생명요가로 자유로움을 실컷 누리면 훗날 사람들 또한 그 자유로움이 이어지는 것을 알게 됩니다. 그 어떤 자랑거리보다도 현실적이고 실질적입니다. 그 어떤 뽐낼 거리보다도 합리적이고 과학적입니다. 오늘을 사는 우리 각자의 남다른 모습과 색다른 몸가짐 하나하나가 고스란히 후세로 이어지고 훗날로 맞닿게 될 것입니다.

우리 고유의 신앙 중 하나인 동학(천도교)은 인내천(人乃天: 사람이 곧 하늘), 시천주(侍天主: 하늘의 주인을 모심), 사인여천(事人如天: 사람을 하늘처럼 섬김) 등을 내세우며 '사람=하늘' 사상을 가르쳤습니다. 대체, 우리 각자가 어느 정도이기에 그런 거창한 이야기까지 서슴없이 나오게 된 겁니까? 사람과 하늘 모두 단단히 오해하거나 아니면 어느 한 쪽을 지나치게 높이고자 무슨 꼼수, 셈법, 꿍꿍이속으로 그렇게 한 겁니까?

아닐 겁니다. 생각에 생각을 거듭하면 그런 생각으로 향하고 그런 생각에까지 잇닿게 된다는 뜻일 겁니다. 즉, 사람과 하늘 모두를 가장 심오하게 사색하고 반추하고 사유하면 둘을 하나로 잇고 하나로 합하는 경지에 이른다는 뜻일 겁니다.

어쨌거나, 우리 각자의 몸, 우리 각자의 생명은 창조주, 조물주, 대자연, 알 수 없는 절대자 등으로 이어질 수도 있다는 겁니다. 만물의 영장에서 한발 앞서가다 보면 그런 이음매, 그런 경계선, 그런 대오각성(大悟覺醒: 깨달을 오, 깨달을 각, 깰 성)에 이른다는 겁니다.

맞습니다. 갑남을녀, 장삼이사, 오십보백보, 어중이떠중이, 대중, 군중, 무리, 떼거지, 집단, 단체, 시민, 국민, 백성, 민초 등으로 불리는 애매함, 모호함, 흐릿함에서도 좀 벗어나고, 도토리 키 재기나 도긴개긴이나 어중간(於中間: 중간에 머묾)함(halfway, noncommittal) 등에서 빠져나와야 합니다. 보통의 걷기 대신에 모세걸음을 걷고, 보통의 일거수일투족(一擧手一投足: 크고 작은 동작 하나하나; one's every move) 대신에 모세생명요가를 이어가면 ─ 누구나 남다른 경지, 색다른 차원, 놀라운 수준, 눈부신 단계에 이릅니다.

'사람을 조종한다.'는 것. 꼼수, 잔꾀, 속임수, 사기극, 거짓말 등이 모두 그런 부류이고 그런 속성을 띱니다. 그래서 인간관계라고 해도 8할 정도는 내 맘대로 한 것 대신에 남의 조종, 남들의 조종 등에 휘둘린 것이기 십상입니다. 아니면, 최소한 누군가의 일방적인 이해관계, 계획, 술책, 욕망 등에 얽히고설킨 경우가 대부분일 수 있습니다. 맞습니다. 하루 24시간 중 진정으로 내 삶을 내 맘대로 사는 경우는 아주 드물 수도 있고 아니면 아예 없을 수도 있습니다. 그렇습니다. 생로병사, 부귀영화, 의식주, 신분 상승, 미래계획 등으로 그렇지 않아도 잘려나간 시간, 자투리가 되어버린 세월이 열 손가락으로 꼽을 정도의 인간관계의 허술함, 흐릿함, 알쏭달쏭함, 헷갈림 등으로 더 허물어지고 더 희미해지고 더 값없어집니다.

그 모든 것을 모세걸음 하나로 순식간에 회복하고 대부분을 만회할 수 있습니다. 모세걸음으로 진정한 내 삶을 찾고 진정한 내 건강 늘리기, 내 건강 지키기, 내 건강 북돋우기 등에 매달리게 되면 지난날의 후회, 퇴보, 결손, 물거품, 먹구름, 모래성 등은 천둥 번개처럼 한바탕의 소란한 마음, 뼈아픈 반성, 들끓는 가슴, 들쑤셔진 심사로 끝납니다. 그리고 더욱이나 모세생명요가로 참 자유를 알게 되고 속 건강을 깨닫게 되면 설령 노령, 고령이라도 새롭게 다시 일어설 수 있습니다. 참으로 나를 아끼는 일, 참으로 나를 드높이는 일, 참으로 나를 살리는 일을 알게 되면서 모든 것들은 저절로 순도와 비중이 다시 정해지고 가치와 밝기가 다시 매겨집니다.

이론물리학은 우주 이해에 딱 들어맞는 공식을 놓고 고민해 왔습니다(예: dark matter particle 찾기에 막대한 비용, 노력 들이고도 아직 빈손). 그 결과 17세기에 중력이론(重力理論: gravity theory; 중력 현상을 설명하는 이론; 고전적 중력이론은 아이작 뉴턴의 만유인력이론에 기초; 현대의 중력이론은 아인슈타인의 일반상대성이론[一般相對性理論: general theory of relativity; space=foldable-stretchable fabrics which could be wavy, creasy, crumply, wrinkly, wobbly, wiggly]에 기초)이 등장하고 20세기 초반(1925년 이후 양자역학은 물리와 화학의 진보에 기여)에 양자역학(量子力學: quantum mechanics, quantum physics; 전자 · 양성자 · 중성자 · 원자와 분자를 이루는 다른 원자 구성 입자들의 운동을 다루는 수리물리학의 한 분야)이 등장하여 앞의 이론은 중력을 지닌 거대한 대상들에 집중한 반면, 양자역학은 양자, 전자 같은 미세한 대상들에 초점을 맞췄습니다. 하나, 두 이론의 서로 다른 관점에 혼란스러워하던 학계는 이제 제3의 이론을 찾고 있습니다. 그런 중에 우주는 2차원으로 이뤄진 실체인데 우리는 우리 자신의 환상에 의해 3차원으로 보고 있다는 Holographic theory(holographic principle, holographic universe: 우주 =hologram; 중력 법칙 무시)가 등장했습니다. 아직은 변두리에 놓인 가설이지만, '이제 제3의 이론이 나올 때가 되었다.'는 생각만은 학계의 공통분모입니다.

맞습니다. 우리가 이해 못 할 대상들은 너무도 많습니다. 우리가 몸을 지니고 있고 생명을 지니고 산다고 해서 그 몸과 그 생명을 다 알 수 있다고 말할 수 없습니다. 하나, 학계의 고민이 쌓이다 보면 의외의 탈출구가 생길 수 있듯이, 우리 몸과 우리 생명에 대한 비밀도 의외의 것에 의해 순식간에 풀릴 수 있고 벗겨질 수 있습니다. '첫 인간 아담은 어떤 걸음걸이였을까? 천사들이 오간다면 과연 어떤 걸음걸이로 오갈까? 지금 우리가 걷는 걸음걸이가 과연 맞는 것일까?' 그런 의문들에서 모세걸음이 나오고 모세생명요가가 나온 겁니다. 그러니 평소의 걸음보다 낫고 보통의 동작, 활동보다 나을 겁니다. 그러니 일단은 현재까지의 고민, 궁금증들, 회의들이 누적되어 오늘의 모세걸음으로 나타나고 모세생명요가로 나타났다고 볼 수도 있습니다. 더 힘이 붙고 더 면역력이 높아지고 더 활력이 생깁니다. 나이를 잊고 살 수 있습니다. 나이에 상관없이 청년처럼, 장정처럼, 한창때처럼 살 수 있습니다. 누구나 시작하고 그래서 이어가다 보면 쉽게 확인할 수 있습니다. 각자의 몸, 각자의 생명이 바로 최적의 검증표본(proof specimen)이고 최고의 시험기구(test kit)입니다.

일본영화 〈식물도감(植物圖鑑): Evergreen Love, 2016년 제작〉. 젊은 남녀를 통해 그려낸 자그마한 삽화. 보면서 '왜 우리의 삶은 오만 가지 잡다한 것들로 가득할까? 시골 아낙네의 간단하고 담백한 손맛내기 같은 그런 징검다리 같은 삶, 시골 신작로 같은 삶, 깊은 산 속의 흔들다리 같은 삶, 이름 모를 산자락의 옹달샘 같은 삶은 왜 없는 걸까?' 그런 생각을 하며 최대한 단순화된 영화 한 편을 감상했습니다.

하고 싶은 운동 하나 제대로 할 수 없습니다. 내 몸, 내 생명을 위한 아주 사소한 시간표, 계획표마저도 평생 이어가기는커녕 — 그저 심심풀이로 그치기 쉽고, 작심삼일이라는 말처럼 싱겁게 끝나거나 씹던 껌 아무렇게나 뱉듯이 그렇게 흐지부지되고 맙니다. 그래서 '모세걸음만은 죽기 살기로 이어가세요.' 라고 다그치듯이, 윽박지르듯이 말하기 어렵습니다. 그래서 '모세생명요가 하나라도 너무 쉽게 그만두지 말고 꼭 이어가서 기적 같은 일 한 번 만들어보세요.' 라고 내 일처럼, 내 몸처럼, 내 생명처럼 단호하게, 집요하게, 표독스럽게 말할 수 없습니다. 한낱 잔꾀로, 돈벌이로, 재미로, 잔재주로 만든 줄거리도 그리 복잡한데, 현실의 우리 삶, 먼지 구덩이 속의 나날이 어떻게 그리 생각처럼 빨랫줄 같고 상상처럼 전깃줄 같겠습니까?

하나, 확신할 수 있습니다. 모세걸음으로 진정한 자신을 만날 수 있고 진정한 자신만의 건강을 만날 수 있다는 것을. 얼마 안 되는 경험이지만, 자신할 수 있습니다. 모세생명요가로 영영 헤어지고 떨어져 나갈 것들을 다시 만날 수 있고 다시 불러들일 수 있다는 것을.

다들 무엇을 고대합니까? 다들 어떤 만남, 어떤 사랑, 어떤 삶을 바라십니까? 너무 멀리 떨어져 나간 스스로를 되찾고 다시 불러들이는 것은 어떻습니까? 영영 헤어질 것 같던 스스로를 반갑게 다시 만나 즐겁게 함께 사는 것은 어떻습니까? 맞습니다. 모세걸음으로 평생 만나지 못한 진정한 자신을 되찾는 겁니다. 모세생명요가로 늙어 죽도록 영영 모르고 지나가고 모른 채 헤어졌을 자신의 진짜 모습, 진짜 생명을 다시 불러 세우고 다시 만나는 일입니다. '스스로를 되돌아보게 해 준 한 사람에게 고마움을 드립니다. 과거의 못난 모습, 이도 저도 아닌 상태를 버리고 새 길을 찾기로, 새 길을 걷기로 했습니다.' 영화 〈식물도감〉은 그런 식으로 다음 이야기를 기약합니다. 맞습니다. 모세걸음이 각자의 식물도감입니다. 모세생명요가가 각자의 '나를 변화시킨 한 사람'이고 '나를 새 길로 인도한 한 사람'입니다.

나이는 분명히 생명을 좀먹습니다. 잘 먹고 잘 자고 잘 쉬는 일. 예전 사람들은 그런 걸 두고 복된 삶이라고 했습니다. 하나, 지금은 '자주 움직이는 것, 고될 정도로 몸을 부려먹는 것' 정도를 바람직한 삶에 덧붙입니다. 즉, '적당한 운동(proper exercises)'이 중요하다는 사실을 의식주 해결단계에서 알아챈 것입니다. 하나, 아무리 노력해도 '나이=생명 좀먹는 벌레, 나이=생명의 배에 구멍을 내는 사오정 괴물 손톱, 나이=내리막길 달음질' 등식만은 피할 수도 없고 속일 수도 없고 팔아치울 수도 없습니다.

하나, 모세걸음이면 나이를 잊고 살 수 있습니다. 나이를 의식할 겨를이 없고 나이를 짐스러워할 그 어떤 퇴행, 쇠락도 겁낼 필요 없습니다. 모세생명요가 하나면 최소한 청년 이상의 기력, 장정 이상의 생기, 한창때 이상의 자신감, 만족감, 행복감을 누릴 수 있습니다. 결코, 사탕발림이나 허풍, 과장이나 헛소리, 신소리가 아닙니다. 기껏 3년여 지속했는데도 그 정도로 확신하고 만족한다는 뜻입니다. 겨우 2년여 도전했는데도 그 정도로 놀라운 효능을 깨닫게 되었다는 뜻입니다.

우리가 바라보는 하늘(sky, heaven)은 우주(universe, cosmos)로의 관문이고 길목이고 초입입니다. 하나, 그 실체를 살피면 우리 몸, 우리 생명처럼 아주 연약한 구석이 많다는 점을 알게 됩니다. 무한한 것 같아도 대기권(atmosphere, atmospheric sphere: 보통 100km까지)을 특징별로 나눠(지표면을 기준으로) ①대류권(troposphere: 10km까지), ②성층권(stratosphere: 10km~50km), ③중간권(mesosphere: 50km~80km), ④열권(thermosphere: 80km~600km), ⑤외기권(exosphere, outer atmosphere: 1만 km까지; 외기권 밖은 우주 공간) 등으로 나누면 지구 생명들과 맞물리는 공간은 의외로 제한적이라는 사실을 깨닫게 됩니다.

위아래 공기가 섞이며 온갖 기상 현상을 나타내는 높이는 10km 정도까지이고 기압(atmospheric pressure)의 90% 정도는 15km 정도까지이지만, 기온으로 보면 10km 정도가 이미 영하(섭씨) 50도 안팎입니다. 오존층(20km~30km)으로 보면 성층권 일부가 지구를 보호하는 방패막이인 셈입니다. 국제우주정거장(ISS: International Space Station)의 궤도는 400km 내외이고, 허블우주망원경(HST: Hubble Space Telescope)의 궤도는 600km 내외입니다. 외기권(外氣圈: outer atmosphere, exosphere)은 지구 대기권의 최외곽을 형성하는 대기층입니다. 1만 km 정도까지를 지구 대기권으로 봅니다. 지구를 보호하는 지구 자기권(磁氣圈: magnetosphere)은 6만 5천 km 정도를 한계선으로 여깁니다.

지구는 ①오존층, ②대기권, ③자기권 등으로 철저하게 보호받고 있습니다. 태양풍 같은 우주의 이런저런 변화가 초래하게 되는 갖가지 재앙, 피해 등으로부터 최대한 안전할 수 있게 된 겁니다. 그렇다면 우리 몸, 우리 생명을 질병, 노쇠 등으로부터 보호하고 한 걸음 더 나아가 가장 큰 장벽인 죽음 그 자체로부터 되도록 멀어지고 떨어지려면 어떤 보호 기능, 어떤 방패막이를 필요로 하겠습니까?

모세걸음은 보통의 건강 지키기 운동들을 뛰어넘어 알 수 없는 정도로까지 우리 몸의 기본바탕을 강하게 하고 우리 몸의 가장 중요한 기능인 면역력까지 몰라볼 정도로 키워주고 높여줍니다. 모세생명요가는 평소의 이런저런 몸놀림, 몸동작을 획기적으로 뛰어넘어 상체, 하체 등을 고루 부드럽게 풀어주고 자유롭게 해줘서 — 결국은 나이를 잊고 퇴행을 잊고 면역력까지 놀라울 정도로 바꿔가게 합니다. 불로초(不老草)나 만병통치약은 없습니다. 모세걸음과 모세생명요가가 최대한의 안전장치입니다. 최대한의 생명 암호문 해독서(cryptanalysis, cryptanalytics)이자 해독기(decoder, codebreaker)입니다.

우리는 거의 본능적으로 범죄나 범인에 대한 이야기에 흥미를 느낍니다. 특히, 잔혹한 살인사건 등에 묘한 관심과 흥미를 갖게 됩니다. 왜 그렇습니까? 희생자에 대한 연민, 동정 혹은 용의자(혹은 범인)에 대한 의심과 분노 같은 것들이 얽히고설킨 감정일 수도 있습니다. 맞습니다. 결론은 늘 범인과 범죄, 가해자와 피해자 등으로 나뉩니다. 우리는 그런 걸 두고 결론이라고 하고 결말이라고 하고 해결(혹은 법의 심판, 정의의 심판)이라고 합니다.

그렇다면, 우리 각자에 대한 '법의 심판, 정의의 심판' 같은 엄격한 잣대는 대체 누가 들이대야 맞습니까? 각자의 최후, 죽음 등에 대해 누군가는 궁금해 하고 그래서 파고들며 뒤를 캘 수도 있지 않겠습니까? '누구는 이렇게 저렇게 죽었다. 그 사람은 이런저런 사연을 갖고 최후를 맞았다.' 같은 이야기. 그런 이야기 하나쯤 덧붙여지게 마련입니다. 장례식장에서 위로한다며 나누는 대화(건강하셨느냐? 고생은 안 하시고 가셨느냐?)에서도 대강 드러납니다. 그러면 대개 몇 가지로 압축되고 정리됩니다. 병으로 오래 고생했다는 말, 건강했는데 갑자기 숨을 거뒀다는 말, 건강했다고는 할 수 없어도 큰 병 없이 괜찮게 살았다는 말. 그래서 우리는 '참 안 됐다.', '참 다행스럽다.'고 응수하게 됩니다.

각자 물어봅시다. 어떤 말을 남기게 되고 뒤에 남은 이들이 과연 어떤 식으로 요약하고 설명하게 될는지. 잘 생각해 보십시오. 둘 중 어느 것일지.

① '별로 운동 같은 것 모르고도 그런대로 건강했다. 중병 치레 없이 건강하게 사신 편이다. 특별한 건강비법 없이도 늘 활동적이었던 덕분에 장수한 편이다.' ② '모세걸음을 안 뒤부터는 맹렬히 정진해서 마지막 십수 년은 정말 건강했다. 모세생명요가를 시작한 이후 잔병치레, 중병 치레 전혀 없이 전형적인 노익장(老益壯)으로 살았다. 모세걸음과 모세생명요가 덕분에 60대 이후로는 정말 청년 같이 살았고 80대 이후로는 정말 중년 같이 살았다.'

성경(Bible)은 인간의 최장수명을 120살로 봅니다. 심장박동이 최소한 40억 번은 간다는 생각에서 인간수명을 90세 정도로 보기도 합니다. 심장박동이 빠르고 느린 것을 기준으로 쥐처럼 빠른 쪽과 코끼리처럼 느린 쪽으로 나누게 되면 인간수명은 40세 정도라고 합니다. 텔로미어(telomere[chromosomal telomere]: 세포 속 염색체의 [chromosomal, of chromosome] 양쪽 끝부분; 세포분열 시 유전정보를 담은 DNA가 손상되지 않게 완충 역할; 세포는 살아있는 한 끊임없이 분열되나 분열이 진행될수록 텔로미어의 길이는 점점 짧아짐; 텔로미어는 25년마다 재생되나 5회가 그 한계)를 기준으로 하면 125세가 맥시멈(maximum)이라고 합니다.

어쨌거나, 요즘은 '너무 오래 살기에 개인으로나 공동체로나 걱정거리가 늘고, 지나칠 정도로 장수하기에 인류사회 전체가 전대미문의 큰 도전 앞에 놓여 있다.'고 합니다(65세 이상이 총인구의 ①7% 이상이면 고령화 사회[aging society], ②14% 이상이면 고령사회[aged society], ③20% 이상이면 초고령사회[super-aged society] 혹은 후기고령사회[post-aged society]).

맞습니다. 선진국, 중진국 할 것 없이 같은 과제, 같은 고민을 안고 있습니다. 그럴수록 모세걸음이 긴요합니다. 그럴수록 모세생명요가가 만능열쇠일 수 있고 만능처방전일 수 있습니다. 노년을 청년이나 장정 같이 지내고 — 고령(高齡: advanced age), 초고령(超高齡: super-aged)을 장년처럼, 한창때처럼 지낸다면, 그깟 고령, 초고령이 뭐 그리 큰 문제가 되겠습니까? 해보면 압니다. 우리 몸, 우리 생명이 과연 어떻게 반응하고 어떤 식으로 좋아지고 나아지는가를.

골밀도(bone density). 골감소증(osteopenia)과 골다공증(osteoporosis). 여성은 폐경 이후 급격히 골밀도가 낮아져 남성보다 4배나 골다공증에 걸릴 가능성이 높습니다. 뼈가 단단함을 잃고 엉성해진다는 것은 촘촘하게 잘 짠 니트웨어가 헤져서 올이 풀리고 끊어진 모습과 비슷합니다. 뼈가 제구실을 못 할 정도로 성긴 조직이 된다는 뜻입니다. 하나, 뼈에 충격을 주는 운동을 하게 되면 골세포가 자극을 받아 골밀도 유지에 큰 도움을 주게 됩니다.

맞습니다. 뼈 건강은 뼈에 충격을 주는 길 이외엔 별로 없습니다. 한데, 참 다행스럽게도 모세걸음은 하체 전체에 자동으로 충격을 주게 되니, 이래저래 뼈 건강에 최적일 수밖에 없습니다. 모세생명요가 또한 모든 주요 관절과 뼈에 자극을 주기에 그 또한 뼈 건강에 최적입니다. 그러니 모세걸음에 모세생명요가만 곁들이면 최소한 우리 몸, 우리 생명의 기본바탕인 뼈에 대해서만은 안심해도 됩니다. 달리기, 사이클, 수영 같은 번거로운 운동 대신에 그저 매일 모세걸음으로 다지고 매일 모세생명요가로 부드럽게 하면 됩니다.

선악과 이야기(창조주 야훼가 첫 인간이 청지기[steward, attendant, chamberlain] 맡은 에덴동산에 특별히 둔 두 그루의 나무 가운데 — '먹으면 선악을 알게 된다.'는 선악과나무의 열매에 얽힌 이야기; the fruit of the Tree of Knowledge)는 선악을 나눌 줄 아는 일은 조물주나 절대자만의 고유 영역, 고유 권한처럼 다룹니다. 맞습니다. 범죄인과 보통사람 사이에는 선악 차이가 있다기보다 오히려 수치심(염치) 차이 정도만 있다고 여겨집니다. 무슨 말입니까? 부끄러움을 아는 여부, 혹은 그 부끄러워함이 어느 정도인가만 차이가 있다는 말입니다. 문제는 철면피(鐵面皮), 후안무치(厚顔無恥), 몰염치(沒廉恥) 등이 부끄러움과 두려움 등을 동전의 양면처럼 같이 지닐 수 있다는 점입니다. 그래서 하나를 잃고 버리고 모르게 되면 다른 하나마저 그렇게 될 가능성이 높다는 겁니다.

실제로 수치심을 모른다, 염치를 모른다는 뜻의 철면(鐵面: 두꺼운 낯가죽)에는 '두려움을 모르는(물불, 위아래 안 가리는) 강직함' 같은 의미도 포함되어 있습니다. 어쨌거나, 환경 탓, 유전 탓, 성격 탓 등을 논하며 범죄행각과 범죄인을 두고 말이 많지만, 아주 단순하게 말하면 결국은 '부끄러움과 두려움을 어느 정도로 아느냐?'에 달렸다는 뜻입니다. 남녀노소는 상관이 없습니다. 그저 '부끄러움과 두려움에 어느 정도로 영향을 받느냐?'로 귀결됩니다. 부모를 시작으로 한 생명, 한 생애가 움트고 자라듯이, 부끄러움과 두려움은 한 사람을 '죄에 물들게 하느냐, 아니면 죄로부터 멀어지게 하느냐?'를 결정짓는다는 뜻입니다.

우리 몸, 우리 생명은 부모로부터 시작되었습니다. 그리고 부모를 비롯하여 주위의 보살핌, 뒷받침 등으로 비로소 어엿한 한 사람이 되는 겁니다. 그렇다면 각자의 몸, 각자의 생명에 대한 무한책임, 무한권리는 누가 갖게 됩니까? 우리 각자에게 그 둘이 다 맡겨진 겁니다. 그러니 건강이든 장수이든 결국은 각자의 몫이고 각자의 할 일이고 각자의 할 탓에 달려 있습니다. 결국은 고마움을 아는지 여부, 그리고 그 고마움을 내 몸, 내 생명에 '어떻게 적용하고 무슨 수로 갚고자 하느냐?'에 달렸습니다.

따라서 모세걸음이 조금 불편하다고 그만두고 모세생명요가가 잘 안 된다고 그만두면 모든 책임은 각자에게 돌아갈 수밖에 없습니다. 작은 차이 같지만 실제로는 엄청난 차이입니다. 작은 차이로 그칠 것 같지만 실제로는 오르막길과 내리막길 이상, 하늘과 땅 이상, 생명과 죽음 이상의 큰 차이입니다. 이어가다 보면 스스로 알게 됩니다. 참을성 하나, 끈기 하나, 성실성 하나가 — 내 몸의 주인다움과 죄인다움을 정하고, 내 생명의 미더운 청지기와 못 미더운 청지기를 나누게 됩니다. 황소고집(bullheadedness: 쇠심줄 같은 끈질김)은 죄업(악행), 나태(안이함), 불성실(작심삼일, 중도 포기), 퇴행(병약, 노쇠), 멸망(무의미한 노년, 값없는 죽음) 쪽에서도 의외로 큰 힘을 씁니다.

세균과 바이러스. 그 둘은 모든 생명체를 위협하는 공동의 적이지만 인간의 대처능력 측면에서 보면 아무래도 세균 여과기를 무난히 통과할 정도로 미세한(보통의 광학현미경으로 볼 수 없을 정도) 바이러스 쪽이 더 난적이고 강적입니다. 반드시 생명체의 세포 속에서만 기생할 수 있기에(바이러스는 세균과 달리 스스로 물질대사를 할 수 없어 숙주 세포

안으로 침입하여 기생) 바이러스를 죽이려면 숙주인 세포마저도 위험에 빠뜨리게 됩니다. 그래서 항체(antibody: 항원의 자극으로 몸 안에서 만들어지고 그 항원과 결합하여 항원을 비활성화시키는 면역 관련 단백질; 항체로 작용하는 면역 글로불린[immunoglobulin: Ig])를 만들어내는 세포가 면역반응을 일으키게 하는 수밖에 없습니다. 세균과 바이러스에 대한 세포의 저항력으로 우리 몸의 면역력이 생기거나 높아지기에 백신(vaccine: 약화 되거나[attenuated] 죽인 세균, 바이러스로 세포의 항체 생성력을 자극하여 면역반응을 유도), 항생물질(antibiotic: 항생제) 등이 중요해졌습니다. 의학이 발전하며 우리 몸의 면역반응을 일으키는 병원체(병원균, 바이러스 등)의 생화학적 성분(항원: antigen; 외부에서 몸 안에 들어오면 면역계에 인식되거나 면역계와 상호작용을 할 수 있는 생물체나 물질이 항원인데, 항원이 몸 안에 들어오면 항원에 대한 항체가 생성됨)을 분리한 후 — 실험실에서 생산하여 사람에게 투여, 다른 백신과 똑같이 작용하도록 했습니다(새로운 유형의 백신 개발).

유전자 재조합 기술의 발달은 면역 관련 의학을 진일보시켰습니다. 예를 들어, 어떤 병원체의 면역유발 물질(항원)에 대한 유전정보를 가진 유전자를 전혀 다른 미생물인 종두 바이러스의 유전자에 끼워 넣어 사람에게 주사하면 — 종두 바이러스 자체와 유전자 일부를 가져온 병원체에 대한 항체가 모두 생깁니다. 이러한 방법으로 질병을 일으키는 여러 종류의 미생물로부터 유전자 조각을 받은 종두 바이러스를 주사하게 되면, 이는 여러 가지 다른 질병들에 대한 생백신으로 작용할 수 있을 것입니다.

겨울잠에서 깨어나 체중이 반이나 줄어든 배고픈 곰들. 혹한 속에서 굶주릴 대로 굶주린 늑대들. 그 두 포식동물 사이에서 갓 태어난 두 마리 새끼들을 데리고 이리저리 도망 다니는 어미 말코손바닥사슴(moose). 그 아슬아슬하고 숨 막히는 정경은 바로 온갖 세균들과 바이러스들에 에워싸인 우리 몸, 우리 생명과 너무도 흡사합니다. 말은 생로병사, 화무십일홍, 인생무상 등으로 쉽게 풀어놓았지만, 현실은 의외로 심각하고 살벌합니다. 그래서 병원균, 병원체로부터 우리 몸의 면역력, 우리 몸의 항체 생성력을 키워주려는 백신 관련 기술이 더더욱 중요하게 되었습니다.

맞습니다. 생명체의 생존본능, 생존투쟁은 그 어떤 진화론자나 관찰자가 대한 것보다 훨씬 더 심각하고 절실하고 잔혹하기까지 합니다. 나미비아 사막의 해골 해안(Skeleton Coast)에는 여우(jackal)와 갈색하이에나가 먹이사슬의 꼭대기를 차지합니다. 둘은 케이프 물개(cape fur seal)를 놓고 다투는데, 여우는 제 냄새를 지우고 최대한 가까이 다가가려 고래기름, 동물 사체, 물개 분뇨 등에 제 몸을 마구 문

질러댑니다. 세포 안에 들어와 세포에 기생해야 살 수 있는 바이러스
는 ─ 모든 기생생물이 그러하듯이 ─ 그 이상으로 교활합니다.

　우리는 교활하기 이를 데 없는 우리 몸의 변이 세포(암세포)와 외부
의 온갖 병원균, 병원체 등으로 극히 제한된 건강수명(질병 없이 건강하
게 사는 기간)만 누립니다. 의학이 아무리 발달해도 건강수명은 기대수
명(life expectancy at birth)의 8할대(기대수명이 80세라면 건강수명은 64세)
에 그칩니다. 그래서 더더욱 모세걸음과 모세생명요가가 중요합니
다. 두 가지에 열중하면 면역력과 항체 생성력이 모두 좋아져 자연히
기대수명, 건강수명을 모두 끌어올릴 수 있습니다. 쇠약한 노년, 병
약한 말년 대신에 청년 같은 노년, 한창때와 같은 말년을 보낼 수 있
습니다. 삶의 질이 얼마나 높아질지 한 번 생각해 보십시오. 만족감,
자신감, 행복감이 얼마나 높아질지 한 번 상상해 보십시오. 담대한
결심과 끈질긴 지속 ─ 그 두 가지만 있으면 됩니다.

"가장 단순한 것이 만능열쇠일 수 있습니다"

좋은 일에 쓰고 싶습니다. 인류를 위해 꼭 필요한 사람들에게 가르쳐주고 싶습니다. 더 건강하게 살아야 인류를 위해 유익한 이들. 더 좀 오래 살아야 평생 쌓아오고 이뤄온 일들이 더 좀 오래 퍼지게 하고 더 좀 오래 뿌리를 내리게 할 사람들. 이미 숱한 이들에게 일자리를 주었지만, 앞으로도 그런 좋은 일을 지속해야 할 사람들. 나라나 세계 같은 큰 공동체를 빛내고 더 살기 좋게 이끈 사람들. 전문지식과 심오한 성찰로 인류의 진보, 인류의 보다 나은 삶에 크게 공헌한 이들. 우리가 소중히 여길 사람들은 의외로 많을 것입니다.

그들을 다 찾아보고 다 가르칠 수는 없더라도 일단 그런 소중한 사람들 중심으로 모세걸음이 퍼지고 모세생명요가가 이어졌으면 좋겠습니다. 물론, 누구나 덤빌 수 있고 누구나 그 어디서든 해보고 해낼 수 있습니다. 하지만, 이제까지의 경험으로 볼 때 결코 쉽지 않습니다. 한 팔을 뒷짐 지고 걷는 그 단순하고 손쉬운 일인데도 다들 어색해하고 낯설어합니다. 수년 동안 별의별 소리로 겁도 주고 동의도 구했지만, 실제로는 아무도 이어가지 않았습니다.

나만의 소망이고 기원입니다. 제발 인류 공동체를 위해 꼭 필요한 사람들이 먼저 시작하고 끝끝내 결실을 봐서 마침내 청년 이상의 체력과 정신력으로 더 좀 오래 살고 그래서 더 좀 오래 공헌하고 기여했으면 좋겠습니다. 할 일이 더 많다면서 못 해내면 순전히 책임회피, 책임 외면입니다. 나태 정도가 아니라 아예 무능이고 무력이고 그래서 미래 희망은커녕 아예 싹수가 노란 것입니다. 한심함의 극치이고 우매함의 절정인 것입니다.

은근히 속상합니다. 나라를 떠맡았다는 이들이 나이 하나 못 당해내면서 그 막중한 책임, 그 높은 자리를 그냥 지니고 지키고만 있습니다. 무슨 말이냐고요? 자기 또래의 그 쇠약함, 굳어가는 몸가짐, 기운 빠진 걸음걸이 등. 왜 좀 더 노력해서 나이 하나 멈추게 하고 더디게 하지 못합니까? 왜 좀 더 분발하고 분연히 일어서서 초월, 능가하지 못합니까?

간단합니다. 모세걸음만 걸어도 허리 펴지고 몸매 곧아지고 그래서 나이에 먹힌 시늉, 나이에 긁힌 표정, 나이에 붙들린 신세 조금씩 면할 수 있고 언젠가는 아예 멀찍이 내쫓고 물리칠 수 있습니다.

간단합니다. 모세생명요가만 몸에 매달고 살고 몸에 붙이고 살면 금방 알아챕니다. 스스로 알아채고 남들도 다 알아챕니다. 자유로워진 몸이 그렇게 시키고 그런 식으로 드러냅니다. 두 어깨가 제대로 일으켜지고 제대로 활개를 치는 판에 무슨 수로 쇠약한 티를 내고 어떻게 더듬거리고 머무적거립니까? 두 넓적다리가 자유로이 움직여지고 두 고관절이 최대한 회전되는 판에 무슨 수로 나이 타령을 하고 어떻게 또래들의 그렇고 그런 내리막길 걷기나 미끄럼틀 놀이를 흉내 냅니까?

시간의 노예가 아닙니다. 낮과 밤의 그 자리바꿈에 얽매여 사는 것입니다. 뭔가 작은 것을 바라고 뭔가에 홀려서 그렇게 스스로 얽매이고 묶인 것입니다. 시간표가 존재하는 한 다들 매여 살아야 합니다. 우리는 그런 것을 성실성이나 책임감이나 성숙도라고 합니다. 맞습니까? 그렇다면 왜 내 몸이 세월에 깎이고 시간에 할퀴고 그래서 점점 더 엉망진창이 되어간다는 것, 점차 속수무책이 되어 간다는 사실에는 그토록 태연자약하고 무덤덤하고 하찮고 우습게 여긴다는 말입니까?

참으로 딱합니다. 지나고 나면 허름해진 나, 낡아진 나, 못 쓰게 된 나만 덩그러니 남게 될 터인데, 어째서 빈 시간을 제대로 쓰지 못하고 남은 힘을 제때에 나를 위한 디딤돌, 나를 돕는 징검다리, 나를 북돋우는 지렛대로 활용하지 못합니까? 참으로 우습습니다. 빈 시간 하나 제대로 못 쓰고 남은 힘 제때에 자신을 위해 쓰지도 못하면서 무슨 애국애족이고 그 어떤 희생 봉사라는 것입니까?

제 몸 하나 제대로 간수 하지 못하고 제 건강 하나 제대로 챙기지 못하면서 무슨 공헌이고 그 어떤 희생심이라는 겁니까? 헛발질 같은 힘 빠진 걸음걸이. 그 하나만 해도 못 믿을 구석입니다. 상체가 굳고 하체가 덩달아 어색해져 전형적인 퇴행성 몸가짐, 퇴행성 몸놀림, 퇴행성 몸동작을 하면서 무슨 신명이고 그 어떤 생동감, 활력이라는 겁니까? 제 또래의 엇비슷한 증상, 제 나이 때의 비슷비슷한 증세를 떠안은 채 무슨 지도력이고 그 어떤 솔선수범입니까?

늘 안타깝게 여깁니다. 물론, TV 뉴스를 통해 관찰하고 분석하는

데에 그치지만, 그래도 훤히 다 보입니다. 걸음걸이 하나만 봐도 다 보입니다. 눈빛, 목소리, 말소리, 내뱉는 문장의 아귀 맞음 등을 통해서 대강 다 엿볼 수 있습니다. 결론은 늘 안타까운 쪽이고 한심하다는 쪽입니다. 재벌입네 하면서도 무수한 식솔들, 한솥밥 먹는 그 무수한 입들을 가볍게 여깁니다. 한 나라의 현재와 미래를 떠맡고 있다고 하면서도 정작 자신을 위한 노력, 자신을 위한 투자에는 하나같이 소홀하고 나태하고 무능하고 무력하고 무관심하고 무책임한 것 같습니다. 때로는 무식하다는 생각마저 듭니다. 제 몸 하나 제대로 못 읽고 제 건강 하나 제대로 못 다스리면서 무슨 책임감이고 그 어떤 리더십입니까? 자신의 미래에 희망의 빛을 주지 못한 채 그저 그렇게 살고 그저 그렇게 대동소이한 길을 가면서 무슨 특별함이고 그 어떤 뛰어남, 남다름, 색다름입니까?

그래서 더더욱 모세걸음을 권하는 겁니다. 걸음걸이 하나라도 제대로 걷게 하고 그래서 덩달아 몸 전체가 젊어지고 힘차고 기운 넘치게 하고 싶습니다. 왜 어렵기만 하겠습니까? 그저 한 팔만 살짝 뒤로 한 채 조금 더 힘주어 걷고 조금씩 넓적다리 중심으로, 고관절 중심으로 걷자는 일인데, 어째서 잘 안 되고 무엇 때문에 어렵기만 하다는 겁니까? 그래서 무슨 큰 소명이고 큰 책임이고 남다른 생애, 색다른 미래라는 겁니까?

그래서 더더욱 모세생명요가를 권합니다. 두 팔, 두 다리를 진정으로 자유롭게 하고 진정으로 기운 넘치게 하자는 겁니다. 안 쓰고 너무 오래 묵혀둔 것들을 하나씩 되찾고 다시 일으키고 재빨리 움직이게 채찍질하자는 겁니다. 원래 생긴 그대로의 어깨관절, 원래 생긴 그대로의 고관절만 제대로 써도 곡마단 단원 이상으로, 기계체조 선수 이상으로 자유를 누리고 힘을 채우고 그래서 건강 하나라도 제때 쌓아가고 제대로 켜켜이 쌓아 올리자는 겁니다.

스스로를 위해서 하십시오. 생명의 주인인 조물주의 지상명령이라고 생각하고 따르십시오. 생명의 그릇을 넘겨주고 생명의 홀씨를 물려준 어버이를 떠올려서라도 꼭 챙기고 반드시 이어가십시오. 나이 들면 여러모로 힘들어집니다. 가르치고 이끌 사람이 사라집니다. 꾸짖고 일깨워줄 사람이 없습니다.

그뿐만 아니라, 주위에서 이미 나이를 기준으로 생명의 배에 큰 구멍이 뚫렸다고 여깁니다. 나이에 걸맞을 정도로 이미 낡고 늙고 헤아릴 수 없을 만큼 빛이 바래고 바탕이 흔들리고 신경망 전체가 망가졌다고 여깁니다. 그래서 더 잔소리하지 않고 그냥 하는 대로 놓아두고 하자는 대로 떨어뜨려 놓고 하고 싶은 대로 아무렇게나 하게 그냥 내버리고 맙니다. 그렇습니다. 겉으로는 어른이고 중심이지만, 속으로는 빈 그릇이고 빈 수레이고 그래서 아무런 용처도, 아무런 구실도, 아무런 자리도 불필요하다고 여깁니다. 그림자만도 못합니다. 메아리만도 못합니다. 비 갠 뒤의 구름 조각입니다. 날 샌 뒤의 수탉 울음소리이고 물 빠진 이후의 개펄 한복판입니다.

정신 차리십시오. 힘 빠진 몸은 이 빠진 잇몸만도 못합니다. 힘을 기르고 힘을 북돋우고 힘을 채워가지 못하면 그저 구멍 난 물통에 물만 자꾸 붓는 격입니다. 보통의 건강 챙기기로는 불가능합니다. 나이로 인한 생명의 배 구멍 뚫리기, 생명의 배 구멍 커지기를 도저히 못 막습니다. 왜 정답이 있는데 엉뚱한 길을 헤맵니까? 왜 된다는 데도 안 된다고 우깁니까? 가장 단순한 것이 만능열쇠일 수 있습니다. 가장 간단한 일이 모든 걸 단숨에 뒤바꿀 수 있습니다. 우선 지니고 태어난 것부터 챙기십시오. 먼저 지닌 것부터 갈고 닦고 조이고 그래서 더 쓸모 있게, 더 오래 가게, 더 빛나게 하십시오.

2019년 초가을 문턱에서

지은이 이우각
(국제정치학박사, 전문저술가, 모세걸음운동 창시자)

English versions in the poetic verses: Moses' Wondrous Walk, Moses' Wondrous Yoga

Moses' Wonder Walk.

By holding one arm back tightly, walking will be a miracle itself through generating a plenty of muscles and masculine(sturdy, strong, stout, strengthened) manners.

If muscle is a second heart, then wonder walk will be a way to have another self-strengthening pumping machine.

If walking is a way of being a human or head of all the creatures, then wonder walk will be a way to be a better person or more precious human.

Yes, wonder walk will guarantee a way to be a vigorous aging enough to be a superager or outstanding elder(senior, superior).

And, walking by holding one arm back tightly will be naturally a way to be a yoga(life yoga, senior yoga, elder yoga, old ager yoga) exerciser or practicer through making a flexible shoulders and freer arms.

Anyway, wonder walk with life yoga could make people(young and old, man and woman, weak and strong, poor and rich) energetic, vigorous, active, positive, optimistic and so on through better circulation, better metabolism, better respiration, better heartbeat, better daily life, better viewpoint about all the worldly affairs and issues, better view of own life and others' lives and so on.

Wonder walk = wondrous vigorousness.

Walk=either human's pride and prize⟹pileups/or pain and plight⟹ plunge(plumbum).

Walk with holding one arm back=guarantee straight posture, vigorous strides, muscular legs, flexible rib cage, better blood circulation, better metabolic function, younger mentality, positive psyche, active routines, proudful mindset, capable self-management and so on.

Moses' Wonder Walk. 기변보(奇變步) 모세걸음

Youth-like 70s, Middle age-like 90s.; possible and attainable.

Any sorts of efforts or endeavors such as puzzle-solving, brain-squeezing, nerve-stimulating, sense-sharpening, memory-checking, lifestyle-changing, multi-activity-encouraging, dietary meticulousness, mnemonic medication etc. couldn't help or stop any natural deterioration or dementia.

But, better circulation and better metabolism could be beneficiary or advantageous for any betterment or advancement(physically, physiologically, psychologically, mentally etc.).

Moses' wonder walk will help any circulative systems and metabolic activities through intensive exercises, rapidly bulging muscles, increasing bone density and consistent multi-stimulations.

Yes, above all, Moses' wonder walk will foster and fabricate so crucial willpower and so much precious mental strength through the bulging muscles and advancing vigorousness.〉

〈Moses Life Yoga: freer humeral moves and freer femoral moves.

It promises at least 3 best gifts.

Anti-aging, anti-dementia and pro-immunity.

It promises at least 3 freedoms.

Free shoulders, free thighs and free joints.

It guarantees at least 3 upgrades.

Better respirations, better circulations and better metabolic rates.

It guarantees at least 3 advancements.

Healthier brainworks, healthier mentality and healthier mindset.

It improves at least 3 critical mechanisms.

Stronger willpower(power of will), sturdier nerve nets and stouter power of discernment.

It improves at least 3 precious elements.

Confident relationships, trustworthy thinking faculty and reliable leadership.〉

지은이 프로필

이우각
국제정치학박사 · 전문저술가 · 모세걸음운동 창시자

01 인터넷 포털 창에
'이우각' (국제정치학박사, 전문저술가)을 치세요.

02 교보문고 홈페이지 창에 '이우각' (종이책 60권 이상,
전자책 1,166권 이상 출간)을 치세요.

03 유튜브(Youtube.com) 동영상 검색창에
'leewoogak' {life yoga(anti-aging, anti-dementia,
pro-immunity) 창시자}을 치세요.

기적의 모세걸음이 우리를 한창때로 되돌려
무등산(등신노릇 없는 곳, 산송장취급 없는 곳)을 오르게 한다.

〈모세걸음운동 노래〉

모세걸음 걸읍시다.
양팔아장걸음 잊고서
모세걸음 힘 있게 걸읍시다.

모세걸음 걸읍시다.
양팔비실걸음 잊고서
모세걸음 힘 있게 걸읍시다.

모세걸음 걸읍시다.
무등산을 오릅시다.
등신노릇 없는 곳.
산송장취급 없는 곳.
모세걸음으로 힘 있게 오릅시다.
모세걸음으로 힘 있게 오릅시다.

모세걸음 걸읍시다.
마지막 그날까지
마지막 그날까지
모세걸음으로 힘 있게 삽시다.
모세걸음으로 힘 있게 삽시다.